DER LACTOSENAVIGATOR

Bei Lactoseintoleranz

1. Auflage

M.SC. JAN STRATBÜCKER

LAXIBA Verlag
KOBLENZ und WILMINGTON

Die Vertriebslizenz des Werks hält die ADP American Diet Publishing GmbH

ISBN 978-1-941978-27-6
Coverdesign von Mahmood Ali
Innendesign von Katharina Maas und Mahmood Ali
Lektorat: Thirza Albert
Satz: Alexandra Krug
E-Mail des Autors: Jan@Laxiba.de

ADP American Diet Publishing GmbH

Johannes Müller-Straße 12
56068 Koblenz
Deutschland

913 N Market Street
Wilmington, DE, 19801
United States of America

Für Unternehmen und Institutionen:
Sie haben Interesse an einer Großbestellung? Besuchen Sie uns auf:
www.AmericanDietPublishing.com/discounts.php

Der Ausgangsdatensatz der algorithmisch bestimmten Portionsgrößen von Lactose ist die „University of Minnesota Nutrition Coordination Center 2014 Food and Nutrient Database". Die Lizenz wurde nach einer internationalen Recherche für dieses Buch wegen der Wertigkeit und des Umfangs der Datenbank erworben. Aussagen in diesem Buch beruhen auf wissenschaftlichen Studien. Dennoch wird für keinen Inhalt eine Garantie übernommen. Eine Haftung von Autor, Verlag, zitierten Wissenschaftlern sowie der University of Minnesota für Personen-, Sach- oder Vermögensschäden ist ausgeschlossen. Bitte beachten Sie, dass die den Portionen zugrunde liegenden Inhaltsstoffmengen relativ sind. Sie erfahren ungefähre Mengen, an denen Sie sich orientieren können. Die präzise verträgliche Portionsgröße eines jeweiligen Produkts wird aufgrund von Verarbeitungsmethoden, landesspezifischen Rezepturen, Reifegraden und Sorten variieren.

DANKSAGUNG

Mein besonderer Dank gilt M. Thor und dem ernährungswissenschaftlichen Forscherteam der University of Minnesota, J. S. Barrett, J. R. Biesiekierski, P. R. Gibson, K. Liels, J. G. Muir, S. J. Shepherd, R. Rose, O. Rosella und dem ernährungswissenschaftlichen Forscherteam der Monash University, allen übrigen zitierten Wissenschaftlern für ihre Forschungen, B. Hartmann vom Bundesministerium für Ernährung, Landwirtschaft und Verbraucherschutz, G.-W. von Rymon Lipinski von der Goethe-Universität und H. Zorn von der Justus Liebig-Universität, für das Korrekturlesen F. Lang, C. R. Mundy, L. Popielinski und M. Vastolo, für die Beratung K. Bayer, U. Blendowske und D. Durchdewald, weiterhin meiner Mutter, Schwester und meinen Freunden, besonders C. Schlick und I. Kloppenburg sowie allen anderen, deren Hilfe mir erst ermöglichte, das Buch zu schreiben.

Für Professor Dieter Truxius und Professor Christian Führer.

Inhaltsverzeichnis

Vorwort

Wissen Sie erst seit Kurzem von Ihrer Intoleranz? Oder begleitet Sie dieses Thema schon viele Jahre? Dieses Buch wird Ihnen in beiden Fällen helfen, denn es ist das erste Buch am Markt, das Ihnen genau sagt, wie viel Sie von welchen Lebensmitteln essen dürfen: Individuell auf Ihre Situation zugeschnitten und wissenschaftlich fundiert.

Was hat man Ihnen bisher empfohlen? Lassen Sie mich raten: Verzicht, Verzicht, Verzicht und ein säuerliches Gesicht gibt es gratis dazu? Willkommen im Club: Diese Erfahrung teile ich mit Ihnen.

Was ich in den vergangenen Jahren jedoch herausgefunden habe, dürfte Sie interessieren. Es beruht auf vielen Gesprächen mit Betroffenen, Professoren und Patienten, auf Herleitungen von labortechnischen Untersuchungen der *University of Minnesota* und auf intensiver wissenschaftlicher Recherche.
Das Ergebnis: Sie müssen nicht auf alle lactosehaltigen Lebensmittel kategorisch verzichten. Es genügt, wenn Sie nicht mehr davon essen als Ihnen guttut. So steigern Sie Ihre Lebensqualität. Woher aber wissen Sie, wie viel Lactose Ihre individuelle Empfindlichkeit zulässt? Ganz einfach: Dieses Buch sagt es Ihnen. Erstmals erhalten Sie hier auch die Angabe, wie viele Lactasekapseln Sie für die gewünschte Portion benötigen. Neugierig?

Dann lesen Sie weiter. Dieses Buch liefert Ihnen im ersten Kapitel Informationen über die Hintergründe und Folgen der Krankheit und darüber, wie man sie diagnostiziert.

Wenn Sie nicht praktisch ausprobieren möchten, welchem Niveau Sie angehören, können Sie in Kapitel 2 auch einen Test machen, um es herauszufinden. Außerdem gebe ich Ihnen hier eine Menge Hilfsmittel an die Hand: von Ratschlägen für eine ausgewogene Ernährung, Rezepten und Tipps für das Essen außer Haus über Motivationstechniken bis hin zum Thema Stressmanagement.

Anschließend finden Sie in Kapitel 3 neben der Standardmenge bei einer Lactoseintoleranz zudem die Menge für drei weitere Empfindlichkeitsniveaus. Als langjähriger Betroffener weiß ich um das Bedürfnis nach Klarheit und praktischem Rat. In diesem Buch liegt der Fokus darum auf Zuverlässigkeit und Alltagstauglichkeit der Empfehlungen. Natürlich sollte dieses Buch nicht Ihr einziger Ratgeber sein, doch es ist ein wertvoller Schritt auf dem Weg zu mehr Wohlbefinden im Alltag. In diesem Sinne: Gute Reise!

Die Angaben in diesem Buch beziehen sich auf die Ernährung bei einer Lactoseintoleranz. Sollten die Beschwerden trotz der zu Ihrer Intoleranz passenden Ernährung andauern, sind zumeist andere oder mehrere Intoleranzen Auslöser. Bei mehreren Intoleranzen oder dem Reizdarmsyndrom hilft Ihnen „Der Ernährungsnavigator".

Für verbindliche Ernährungsempfehlungen ist trotz des hohen Qualitätsanspruchs des Buches stets Ihr Arzt zuständig. Sämtliche im Buch getroffene Aussagen und Angaben sind unverbindlich. Eine Genesungsgarantie kann nicht gegeben werden. Für Bauchbeschwerden können auch andere Auslöser eine Rolle spielen. Sprechen Sie bei Beschwerden und vor einer Diät mit Ihrem Arzt oder Apotheker. Es liegt in Ihrer Verantwortung, ob und wie konsequent Sie die Informationen nutzen und Empfehlungen auch im Hinblick auf die Einbindung von Ärzten beachten.

1

Information

1.1 Warum Sie dieses Buch verdienen

Herzlichen Glückwunsch: Sie nehmen die Dinge in die Hand, statt sie einfach zu ertragen, wie sie sind. Viele leiden unter den Beschwerden einer Intoleranz, ändern aber nichts. Nur wenige handeln und Sie gehören dazu! Wenn Sie dieses Buch gekauft haben, wissen Sie darum, dass ein höheres Wohlbefinden im Alltag nicht nur Ihnen, sondern auch Ihrer Umwelt zugutekommt. Kehren Sie dem beschwerdegeplagten Griesgram in sich den Rücken: Mit den richtigen Essgewohnheiten werden Sie sich gesünder, freier und kraftvoller fühlen!

Lernen Sie die Krankheit in allen Facetten kennen, ordnen Sie Ihre persönliche Geschichte in diesen Kontext ein und erfahren Sie sodann, was Sie tun können, um so leicht wie möglich damit zu leben. Mehr noch: Ab Seite 42 finden Sie nützliche, grundsätzliche Tipps für eine gesunde Ernährung und ab Seite 98 lernen Sie, wie Sie den Stress, der Ihre Beschwerden ja meist noch verstärkt, reduzieren können. Sollten Sie das Buch erworben haben, um sich auf Gäste mit Intoleranzen einzustellen, erfahren Sie ab Seite 87, was dazu getan werden kann. Respekt: Einen solch aufmerksamen Gastgeber kann man sich nur wünschen!

Dass für die Lebensfreude die Ernährung eine zentrale Rolle spielt, ist kein Geheimnis und begleitet uns vom Beginn des Lebens an. Gibt es etwas Schöneres, als ein sattes, zufriedenes Baby anzuschauen? Die Muttermilch liefert dem Säugling passgenau alle Inhaltsstoffe, die er braucht und verträgt. Als erwachsener Mensch entscheiden Sie selbst, welche Ernährungskomponenten

Sie wählen. Und auch hier gilt: Wer satt und zufrieden sein möchte, braucht eine passgenaue Ernährung.

Welche Diagnoseverfahren sollte ich vor der Ernährungsumstellung durchlaufen? Welche Ursachen hat die Erkrankung und wie empfindlich bin ich eigentlich? Welche Mengen kann ich von welchen Lebensmitteln zu mir nehmen, ohne mir zu schaden? Oder anders formuliert: Auf was muss ich nicht verzichten?

Bei all diesen Fragen helfen Ihnen die in diesem Buch verständlich dargestellten wissenschaftlichen Erkenntnisse, die die aktuelle Forschung widerspiegeln, sowie die Ernährungstabelle bei Lactoseintoleranz, die die nutzerfreundlichste sein dürfte, die es auf dem Markt gibt denn sie ist sowohl nach Kategorien als auch nach Stichworten geordnet. Und als Sahnehäubchen – oder lassen Sie uns in diesem Buch besser vom lactosefreien i-Tüpfelchen sprechen – erhalten Sie ein praktisches Faltheft für Ihre Brieftasche dazu, das Ihnen das zielgerichtete Einkaufen und das Essen unterwegs erleichtert.

Hören Sie auf, wertvolle Lebensenergie an Ihre Bauchbeschwerden zu verlieren. Fangen Sie an, Ihre Lebensfreude ohne Abstriche auszukosten. Das haben Sie sich verdient!

1.2 Lactoseintoleranz: Was ist das?

1.2.1 Definition

Lactose ist vor allem in Milch und Milchprodukten enthalten und wird darum auch Milchzucker genannt. Milchzucker enthalten leider auch viele verarbeitete Lebensmittel, in denen man es zunächst gar nicht vermuten würde. Fleischwurst, Panade, Soße und auch Medikamente können Lactose enthalten. Rohmilch hat tendenziell den höchsten Anteil, während einige Trockenkäse wie etwa Cheddar davon nahezu frei sind. Glücklicherweise können Sie begrenzte Mengen an Lactose verwerten und zur Unterstützung gibt es ja noch die Lactasekapseln. Weiterhin kann man heutzutage eine Vielzahl an lactosefreien Lebensmitteln oder Milchersatzprodukten kaufen wie etwa Reismilch oder „lactosefreie" Milch. Vorsicht jedoch mit Sojamilch: Sie enthält die beiden Klötze Fructane und Galactane und bringt sie unter Umständen vom Regen in die Traufe. Reismilch ist hingegen auch davon frei und somit die bessere Alternative.

Wir wollen diesen Stoff – wie die übrigen Auslöser von Intoleranzen Fructose, Fructane, Galactane und Sorbit auch – einmal *Klotz* nennen. Warum? Ein Klotz im Bauch ist unangenehm. Andererseits kann ein Klotz aber auch nützlich sein: Denken Sie an einen Holzklotz, den Sie ins Feuer werfen und der bei der Verwertung eine Menge Energie und Wärme bringt. So auch mit Lactose: Es handelt sich um ein leicht vergärbares Kohlenhydrat, das eine Menge Energie liefert. Beim Start ins Leben ist dieser Stoff sogar unentbehrlich: Alle kleinen Kinder sind auf Lactose angewiesen und vertragen sie. Frühestens nach dem fünften Lebensjahr kann eine Lactoseintoleranz entstehen.

Etwa 5 bis 17 % der hellhäutigen und 50 bis 100 % der restlichen Weltbevölkerung sind betroffen. Doch nicht bei allen treten die Beschwerden in der gleichen Intensität auf. Kleine Mengen Lactose werden meist vertragen und längst nicht alle Betroffenen haben auch einen empfindlichen Darm.

Warum aber reagieren manche Menschen auf Lactose mit Beschwerden und andere nicht? Wie kommt es zu den Beschwerden? Die nachfolgenden Grafiken veranschaulichen es Ihnen.

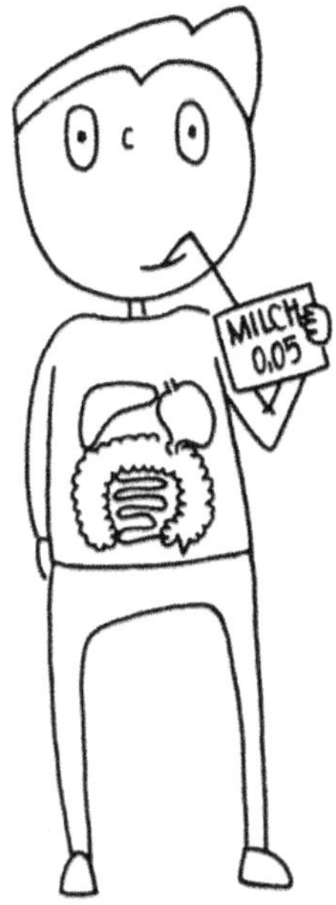

MENSCH MIT LACTOSEINTOLERANZ

Milch enthält von Natur aus Lactose: In 100 ml sind etwa 5 g Milchzucker. Dieser Mensch trinkt wegen seiner Lactoseintoleranz zum Frühstück daher nur ein paar Schluck davon, etwa 50 ml. Er weiß, dass er nur wenige Enzyme zum Abbau der Lactose im Dünndarm besitzt.

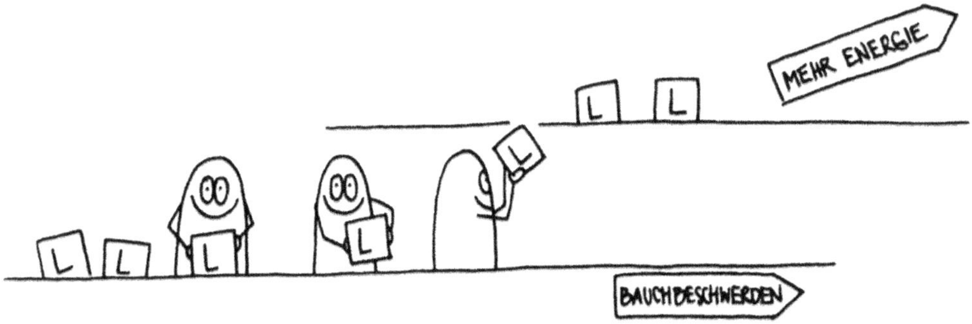

Mit der in 50 ml Milch enthaltenen Menge kommen seine Enzyme noch prima zurecht – sofern es bei dieser Mahlzeit dabei bleibt. Die Lactose (L) wird durch die Arbeit der Enzyme in Energie umgesetzt, die Bauchbeschwerden bleiben aus, alles läuft wie am Schnürchen.

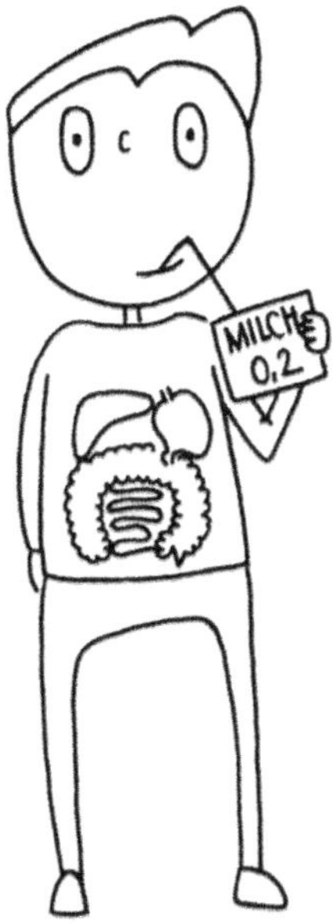

MENSCH MIT LACTOSEINTOLERANZ

Vergisst der Mensch jedoch, dass seine Enzymmannschaft sehr überschaubar ist, und trinkt gleich ein ganzes Glas Milch mit 200 ml, so bringt er sein Team gewaltig ins Schwitzen.

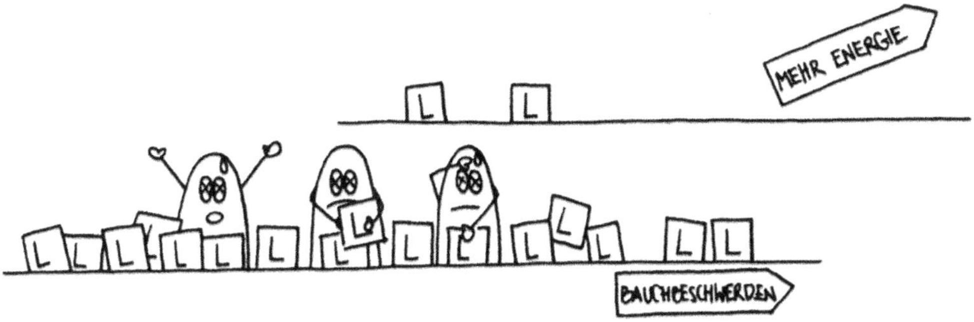

Die Enzyme sind überfordert. Sie können die plötzliche Menge Lactose nicht bewältigen, schicken die Warnmeldung „Fehler im System" heraus und lassen schließlich einen Großteil liegen. Diese überschüssige Lactose gelangt in den Enddarm und löst dort Beschwerden aus.

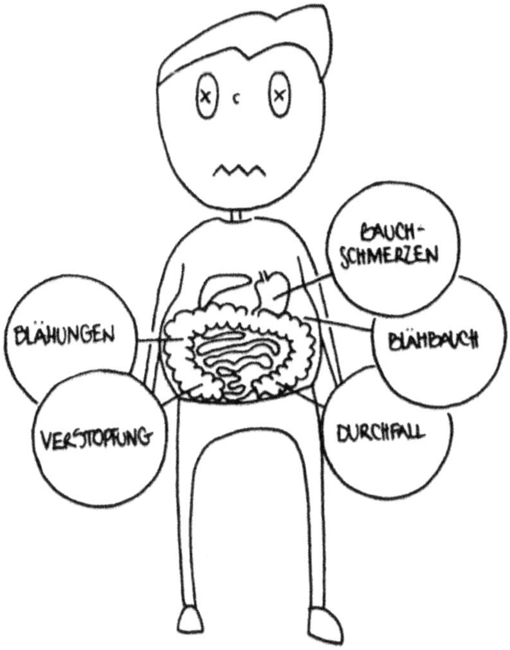

Einige Stunden nach dem Verzehr bekommt er die Quittung: Blähungen, Durchfall, Verstopfung, Bauchschmerzen.

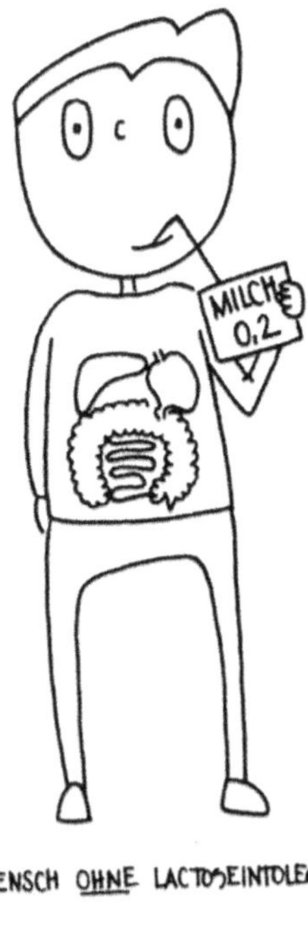

MENSCH OHNE LACTOSEINTOLERANZ

Anders ist es bei diesem Menschen, der ebenfalls 200 ml Milch trinkt.

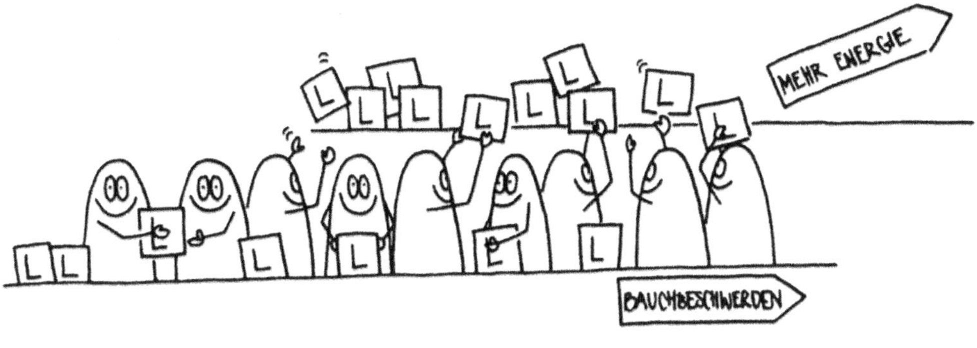

Er hat von vornherein ein viel größeres Team. Seine zahlreichen Lactose-Enzym-Mitarbeiter arbeiten entspannt Hand in Hand, kommen mit der verzehrten Menge locker zurecht und haben für die ächzenden Kollegen im Bauch nebenan nur ein hämisches Grinsen übrig.

Der Einfluss von Fructanen und Galactanen

In einer Studie zeigten sich die Wissenschaftler verwundert darüber, dass Menschen mit Lactoseintoleranz häufig auch auf eine lactosefreie Vergleichsmilch mit einer Unverträglichkeit reagierten. Der Grund hierfür: In der Testmilch war zwar keine Lactose enthalten, dafür aber andere leicht vergärbare Kohlenhydrate. Und auch diese Stoffe, die man den Galactanen zurechnet, können Beschwerden auslösen. Wie viele Galactane in der Milch sind, hängt von der Gattung, der Rasse und dem Monat der Stillzeit des Milchviehs ab. Die höchste Durchschnittsmenge hat Kuhmilch mit 0,137 g/100 ml, gefolgt von Ziegenmilch mit 0,117 g/100 ml. Pro Gramm Lactose kann man also etwa 0,03 g Galactane hinzurechnen. Es dauert entsprechend länger, bis die Grenze dessen überschritten ist, was der Darm verträgt. In Verbindung mit anderen Lebensmitteln wie etwa Cerealien jedoch können Fructane und Galatane durchaus das Zünglein an der Waage sein. Dies kann erklären, warum einige Betroffene, die bewusst auf Lactose verzichten, trotzdem ihre Beschwerden nicht loswerden. Bei manchen reagiert der Darm auf Fructane und Galatane sogar noch heftiger als auf Lactose. Sind Sie einer dieser Unglücksraben? Dann empfehle ich Ihnen den Gesamtband *„Der Ernährungsnavigator"*, der Sie auch im Hinblick auf diese anderen Kohlenhydrate mit allen wichtigen Informationen und Mengenangaben versorgt.

1.2.2 So entstehen die Bauchbeschwerden

Haben Sie eine Intoleranz, stellt Ihr Körper nur wenige Enzyme bereit. Dadurch wird die Lactose beim Konsum von zu vielen lactosehaltigen Lebensmitteln unvollständig abgebaut und gelangt in den Enddarm. Für die bekannten Symptome sorgen dort zwei Prozesse: Osmose und Vergärung. Um zunächst die Osmose zu verstehen, stellen wir uns einmal zwei gleiche, durch einen Kanal miteinander verbundene Aquarien vor.

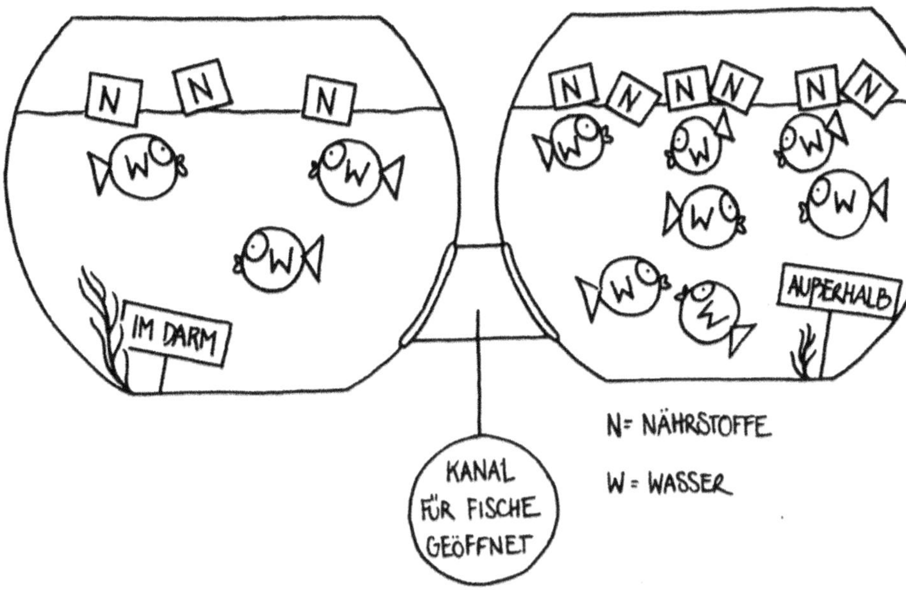

Das eine Glas steht für den Darm, das andere für den Bereich außerhalb des Darms. Die Fische stehen für das Wasser im Körper und das Futter besteht entweder aus Nährstoffen (N) oder aus der Lactose (L), die in den Enddarm gelangt ist. Der Kanal ermöglicht es den Fischen nun, zwischen beiden Gläsern hin und her zu schwimmen. Das Futter jedoch bleibt immer in dem Glas, in das es gefallen ist. Wo schwimmen die Fische also hin? Richtig: In das Glas, in dem mehr Futter ist. Normalerweise ist das die Außenseite der Darmwand, denn dort gibt es mehr Nährstoffe als im Inneren des Darms. Die Fische schwimmen also aus dem Darm heraus: Unser Körper entzieht der Nahrung das Wasser. So weit, so unbedenklich.

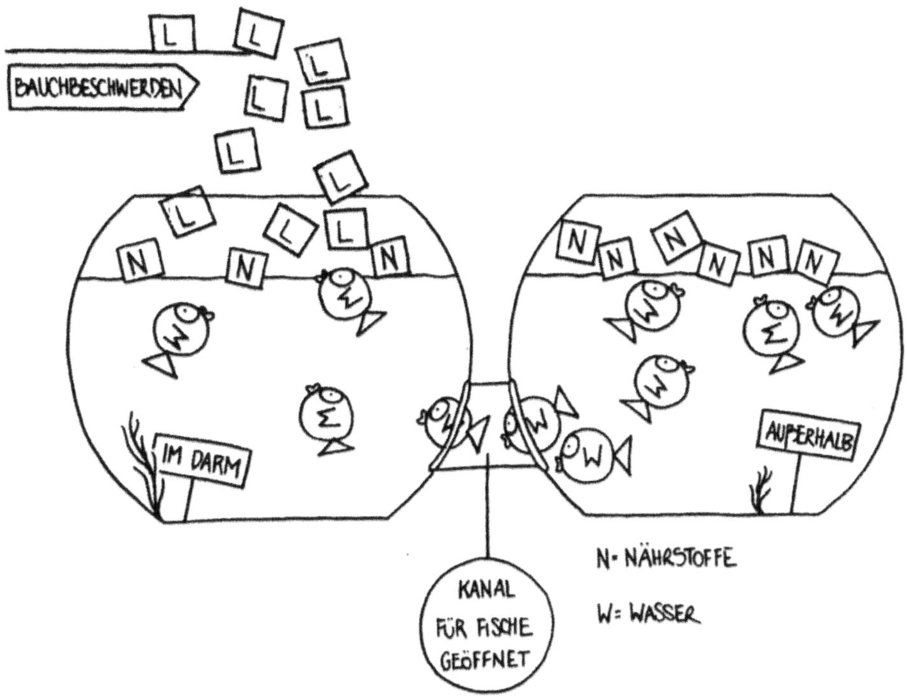

Haben Sie jedoch mehr Lactose zu sich genommen, als Ihre Enzyme abbauen können, gelangt diese in den Darm. Plötzlich gibt es also mehr Futter im linken Glas.

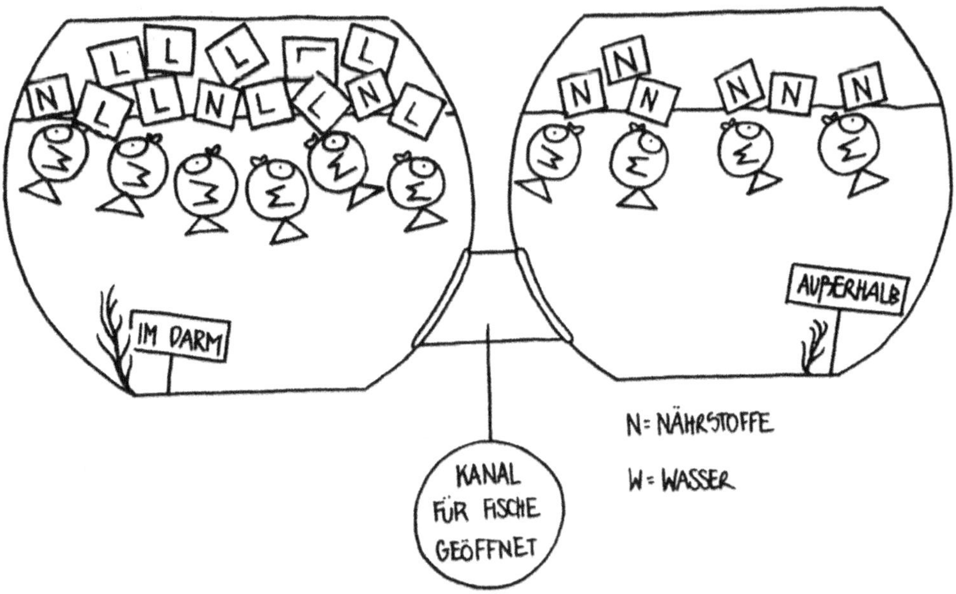

Weil die Darmwand – hier der Kanal – teildurchlässig ist, können zwar die Fische hindurchschwimmen, das Futter jedoch bleibt, wo es ist. Darum wechseln einige Fische nun die Seite und tummeln sich links. Sprich: Durch die Lactose gelangt Wasser in den Darm …

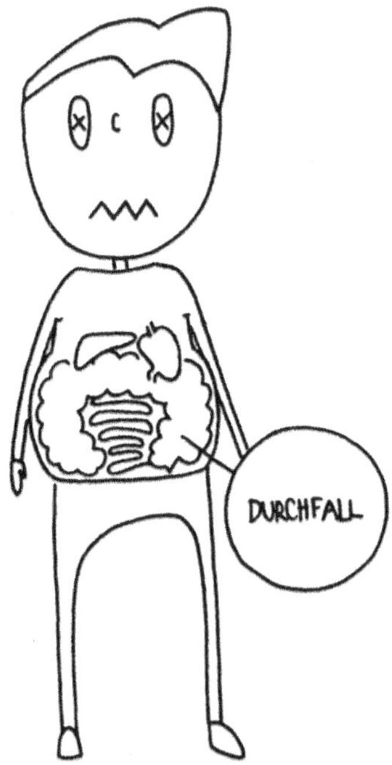

… und Sie bekommen Durchfall.

Das war die Osmose. Wie kommt es zur Vergärung?
Im Darm gibt es Bakterien – hier erzähle ich Ihnen nichts Neues – und die wollen gefüttert werden. Wenn nun Lactose in den Enddarm gelangt, fackeln die Bakterien nicht lange herum und verwerten auch diese, um sich mit Energie zu versorgen.

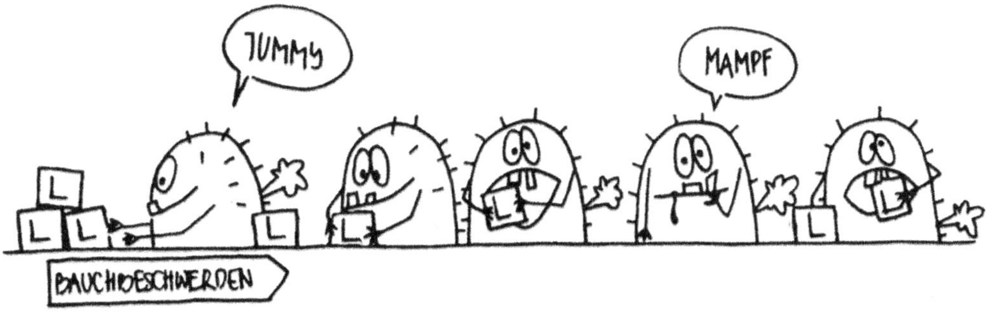

Leider sind die Bakterien nicht so effizient darin, Lactose abzubauen, wie ihre Fachkollegen, die Enzyme: Bei der bakteriellen Verwertung der Lactose entsteht Gas.

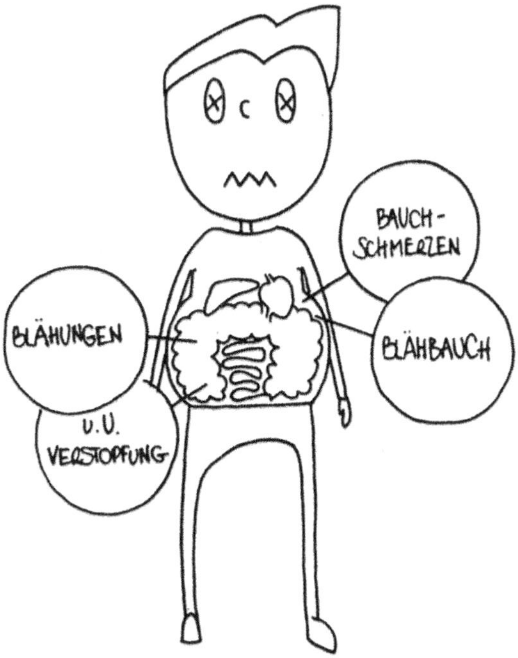

Das Gas entweicht in Form von Blähungen oder es sammelt sich und sorgt für einen unangenehmen Blähbauch. Wenn dieses Gas in manchen Regionen des

Darms zu einem Druckanstieg führt, kann dies Ablagerungen zur Folge haben, wir leiden dann unter Verstopfung. Gelangt das Gas gar in den Dünndarm, sorgt es für noch mehr Durcheinander: Körpereigene Enzyme werden zum Teil daran gehindert, ihren Dienst zu tun, da der Kontakt zur Darmwand, in der viele Enzyme aktiv sind, durch die Luft reduziert wird. Schließlich kann der Druck im Bauch auch schlicht zu Bauchschmerzen führen. Dies gilt insbesondere, wenn Sie einen empfindlichen Darm, einen Reizdarm, haben.

Ihre individuelle Empfindlichkeit

Wenn Sie nun feststellen, dass Sie auf Osmose und Vergärung in diesem Zusammenhang lieber verzichten möchten, dann machen Sie die Schotten dicht! Sorgen Sie dafür, dass keine Lactose in den Enddarm gelangt. Nehmen Sie nur so viele lactosehaltige Lebensmittel zu sich, dass Ihre körpereigenen Enzyme die Arbeit bewältigen können. Die Grenze, die Sie nicht überschreiten sollten, damit Ihre Enzyme nicht in Streik treten, liegt normalerweise bei bis zu 10 g Lactose pro Tag und damit etwa 3,3 g pro Mahlzeit. Die „Standardverträglichkeitsstufe" (SVS), die der Verträglichkeitsstufe (VS) 1 entspricht, beruht daher auf 3 g Lactose je Mahlzeit. Dieser SVS Wert ist also Ihre Richtschnur: Wie viel Sie vom jeweiligen Produkt vertragen, steht groß in den Ernährungstabellen in Kapitel 3. Da die Verträglichkeitsgrenzen aber nicht bei allen Menschen gleich sind, werden in diesem Buch noch drei weitere Stufen angegeben. So gilt die Stufe VS 0 für Menschen, die weniger Lactose vertragen als andere Betroffene. Diese Angabe wird mit einer Verträglichkeitsgrenze von 1,5 g pro Mahlzeit berechnet. Die Stufen VS 2 und 3 sind für Menschen die Richtschnur, die unempfindlicher sind als die „standardmäßig" Betroffenen. Schließlich geht es neben der Vermeidung der Symptome auch darum, unnötige Einschränkungen zu vermeiden. Die verschiedenen Verträglichkeitsstufen helfen Ihnen, zu ermitteln, wie viel von welchem Produkt Sie essen dürfen, ohne Beschwerden zu bekommen und ohne auf Dinge zu verzichten, die Sie nicht missen müssen. Welche Verträglichkeitsstufe für Sie zutrifft, erfahren Sie in Kapitel 0 mit dem dort beschriebenen Stufentest.

Übrigens: Lactose in Medizinprodukten, welche Sie über den Mund zuführen, ist in der Regel so gering dosiert, dass Sie sie vertragen sollten, sofern Sie während der Behandlungstage andere lactosehaltige Produkte meiden.

Lactosefreie Milch-(Ersatz-)Produkte

Speziell für Menschen mit einer Lactoseintoleranz gibt es eine Fülle an lactosebefreiten Milchprodukten und Milchersatzprodukten, wie z. B. Soja- oder Reismilch. Diese bieten Ihnen die Möglichkeit ohne großes Überlegen und nachblättern. Sollten Sie durch den im Gesamtband – *Der Ernährungsnavigator* beschriebenen Test herausgefunden haben, dass Sie eine Unverträglichkeit gegenüber Fructanen und Galactanen haben, sollten Sie Reispordukte Sojaprodukten vorziehen. Auch wenn Sie auf solche Produkte zurückgreifen möchten, denken Sie bitte daran, dass Sie trotz der Ersatzprodukte stets eine gewisse Menge Lactose am Tag vertragen.

Lactase-Enzymkapseln

Gehen Sie davon aus, pro Mahlzeit circa 3 g Lactose vertragen zu können, dann lohnt sich eine Kapseleinnahme erst bei einer Überschreitung dieser ersten Verträglichkeitsstufe. Damit die Lactase-Enzyme wirken können, ist es natürlich wichtig, dass sie im Dünndarm ankommen und nicht zuvor zum Beispiel durch die Magensäure schon zerstört werden. Magensaftresistente Kapseln erscheinen deshalb am besten geeignet, um die Enzyme zu ihrem Wirkungsort zu transportieren. Übrigens sollten sie dort zur selben Zeit ankommen wie die Lactose, um ihre Wirkung optimal zu tun. Bei einer Untersuchung zeigte sich, dass die effektivste Kapsel (welche 12 000 FCC[1] enthielt) lediglich in der Lage war, 2,7 g Lactose zu zerlegen. Um damit die Lactose in einem 200 ml fassenden Glas Milch abzubauen, sind also abzüglich der 3 g, die man mit eigenen Mitteln abbaut, mindestens vier Kapseln nötig.

Wenn Sie jetzt wehmütig an all die Mathestunden Ihrer Schulzeit denken, die Sie frisch verliebt oder frisch verkatert eher unterhalb der Bank als oberhalb verbracht haben und die Formulierung „Hätte ich doch mal besser aufgepasst!" schon auf den Lippen tragen: Keine Sorge! Sie müssen kein Meister im Kopfrechnen sein, um dieses Wissen anzuwenden. Sie finden nicht nur die verträglichen Mengen der Lebensmittel entsprechend Ihrer Empfindlichkeit, sondern auch die zusätzlich vertragene Menge je Lactasekapseln in der Ernährungstabelle in Kapitel 3 bequem aufgelistet.

---

[1] *Food Chemical Codex, Maßeinheit für Wirkungsstärke.*

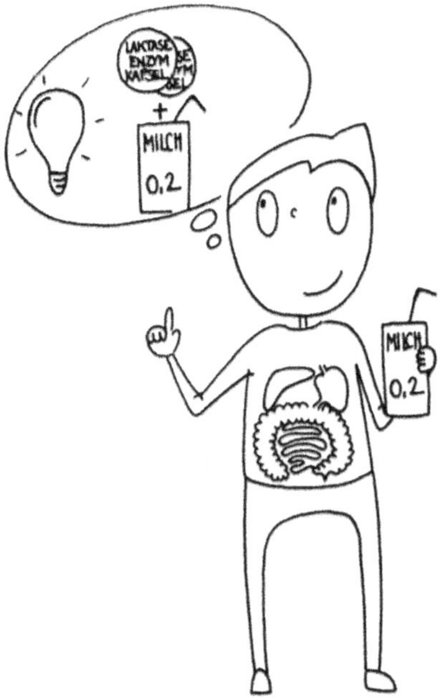

MENSCH MIT LACTOSEINTOLERANZ

Dieser Mensch mit einer Lactoseintoleranz ist schlau. Auch er möchte ein ganzes Glas Milch trinken. Weil er jedoch weiß, dass bei ihm bei dieser Menge ohne Vorkehrungen Bauchbeschwerden auftreten, nimmt er zuvor vier starke Lactasekapseln (12 000 FCC) ein.

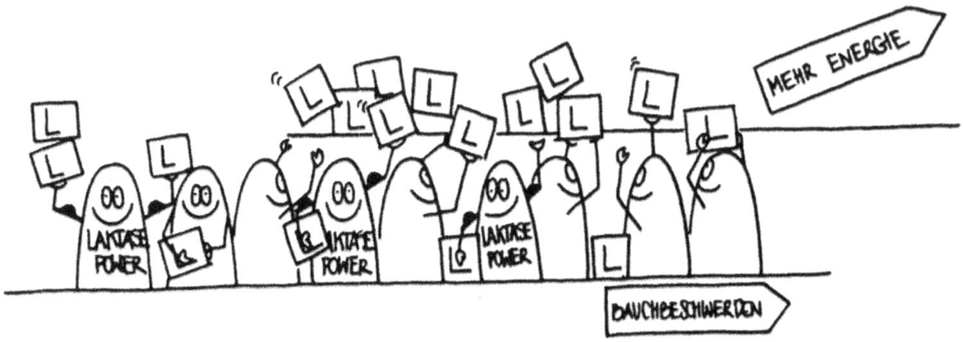

Seine Enzyme erhalten dadurch tatkräftige Unterstützung und können so die anfallende Menge Lactose bewältigen. Der Mensch bleibt dadurch von seinen Symptomen verschont.

1.2.3 Das sind die Folgen

Die direkten Folgen einer unbehandelten Lactoseintoleranz kennen Sie: Bauchschmerzen, Blähungen, Blähbauch, Durchfall und Verstopfung. Schon diese Symptome braucht niemand. Indirekt führen diese Symptome dann aber auch noch zu geringerer sexueller Lust, dem Rückzug aus sozialen Kontakten, zu weniger Empathie und geringerer allgemeiner Vitalität. Eine unbehandelte Intoleranz verringert klar die Lebensqualität.

Menschen mit einer unbehandelten Lactoseintoleranz sind körperlich weniger fit, haben häufiger Schmerzen, sind häufiger müde und haben eine schlechtere allgemeine und geistige Gesundheit als die übrige Bevölkerung. Entsprechend schwieriger gestaltet es sich für diese Menschen, ihre sozialen Rollen wahrzunehmen. Als wäre das nicht genug, treten bei Betroffenen vermehrt auch noch Funktionsstörungen sexueller Natur auf. Es überrascht kaum, dass sich solche Symptome auch in der Anzahl der Krankheitstage niederschlagen. Eine Studie in den USA und den Niederlanden zeigt, dass Menschen mit einer unbehandelten Intoleranz etwa doppelt so häufig in der Schule oder bei der Arbeit fehlen. Im Durchschnitt macht das mehr als fünf Krankheitstage pro Jahr aus. Die Betroffenen selbst stellen fest, dass sie überdies bei der Arbeit weniger effizient sind, sie fühlen sich geistig und körperlich weniger belastbar, klagen über ausbleibende Erfolge im sozialen Bereich und ein schlechteres allgemeines Wohlbefinden.

Zum Glück muss das nicht so bleiben: Sie können handeln und Ihr Wohlbefinden zurückerobern. Das Einzige, was Sie dazu tun müssen, ist, sich über die Krankheit zu informieren und Ihre Ernährung an Ihre individuelle Situation anzupassen. Umfassende Studien zeigen, dass die überwiegende Mehrheit der Betroffenen ihre Symptome auf diese Weise deutlich verringern kann. Idealerweise schränken Sie sich dabei nur so weit ein, wie es notwendig ist – eine bestimmte Menge Lactose können Sie ja gut vertragen. Hier setzt dieses Buch an.

Calcium

Bei einer Einschränkung des Verzehrs von Milchprodukten ist es wichtig, dass Sie Calcium auf anderen Wegen zuführen, denn dieses braucht Ihr Körper. Sie sollten als Erwachsener unter 50 Jahren pro Tag etwa 1 000 mg (als Jugendlicher etwa 1 300 mg) zu sich nehmen und als Frau ab 50 bzw. Mann ab 60 Jahren 1 200 mg. Calcium können Sie durch manche lactosefreie Milch(-ersatz-) produkte oder Eiweißpulver (1 200 mg/100 g), Cheddarkäse (721 mg/100 g),

Mandeln (236 mg/100 g), Lachs und Sardinen (240 mg/100 g), Spinat in allen Variationen (210 mg/100 g) und Feigen (162 mg/100 g) oder Calcium-Tabletten aufnehmen. Achten Sie bei der Auswahl von Tabletten darauf, dass diese nach Möglichkeit lactosefrei sind.

Depression

Wissenschaftler haben herausgefunden, dass es einen bemerkenswerten Zusammenhang zwischen Intoleranzen und Depressionen gibt. In einer Gruppe von zufällig ausgewählten Menschen, die unter depressiven Verstimmungen litten, wurde bei 70 % eine Klotzintoleranz festgestellt. Unter gesunden Menschen sind nur etwa 15 % von einer Depression betroffen. Dies heißt noch nicht, dass eine Intoleranz eine Depression begünstigt, doch es deutet darauf hin, dass Menschen mit einer Depression häufig auch unter einer Intoleranz leiden. Man hat also den Gegentest gemacht: Menschen, die unter einer Unverträglichkeit leiden, wurden auf das Vorliegen einer Depression hin untersucht. Tatsächlich lag der Anteil der Teilnehmer mit einer Depression in dieser Gruppe deutlich über dem Schnitt in der Gesamtbevölkerung: Bei 28,5 % der Menschen deutete das Testergebnis auf eine Depression hin.

Dies hängt mit Serotonin zusammen, einem Botenstoff des Körpers, durch den kommuniziert wird, dass wir in guter Stimmung sind. Er wird aus dem in der Nahrung enthaltenen Tryptophan gebildet. Vermutlich verbindet sich Lactose, welche nicht von Enzymen oder Bakterien verarbeitet wurde, mit Tryptophan zu einer nicht verwertbaren Substanz. Dieses Tryptophan steht also nicht mehr zur Verfügung und der Körper kann nur noch einen Bruchteil der Menge an Glücksbotenstoffen erzeugen. Die überschüssige Lactose wird dann zum Stimmungsverderber: Sie hindert den Körper daran, in eine positive Grundstimmung zu kommen oder sich aufheitern zu lassen. Ein nettes Wort, ein Spaziergang in der Sonne, ein spannendes Tennismatch, das man am Ende gewinnt – nichts hilft mehr gegen die Trübsal. Die Botschaft, dass man allen Grund hätte, fröhlich zu sein, kommt einfach nicht an.

Ist das nicht ungerecht? Nun sind Menschen mit einer Intoleranz auch noch zur Trübsal verdammt? Zum Glück haben die Probanden auch den nächsten Versuch mitgemacht. Und siehe da: Wenn sie die Verzehrmenge der Klötze, gegenüber denen eine Intoleranz bestand, auf ein verträgliches Maß reduzierten, gingen bei der Mehrzahl der Studienteilnehmer auch die Depressionswerte auf ein Normalmaß zurück. Das sind gute Nachrichten: Das Einhalten der für Sie geltenden Portionen an lactosehaltigen Lebensmitteln sorgt also dafür, dass Ihre Stimmungslage sich hebt! Indem Sie verhindern, dass überschüssige

Lactose in den Darm gelangt, sorgen Sie zugleich dafür, dass wieder genug Tryptophan vorhanden ist, aus dem der Glücksbotenstoff Serotonin gebildet werden kann. Sie sorgen also für einen Ausgleich Ihres Serotoninhaushalts. Allerdings ist hier besondere Disziplin gefragt und deshalb gebe ich zu, dass das alles doch auch ein wenig ungerecht bleibt: Bei einer depressiven Verstimmung ist das Einhalten von Verzehrbeschränkungen besonders schwer. Wer von uns kennt das Gefühl nicht, dass man einem Mangel an guter Laune am liebsten mit Süßem entgegenwirken möchte! Doch der Deal „Tausche Serotonin gegen Schokolade" funktioniert nicht. Viele Süßigkeiten enthalten Lactose (den Lactosegehalt süßer Backwaren können Sie beispielsweise auf S. 155 nachlesen) und werden die Verträglichkeitsgrenzen überschritten, sinkt die Stimmung nur immer weiter – ein Teufelskreis. Für Betroffene ist es dann kaum möglich, aus eigener Kraft und mit eigenem Willen entgegenzusteuern: Bei einer Depression ist immer professionelle Hilfe gefragt. Wichtig ist in jedem Fall für Sie, im Hinterkopf zu haben, dass eine Depression – sofern sie eine Stoffwechselstörung ist – auf einem nicht gut funktionierenden Nahrungsab- und -umbauprozess beruhen kann und dass man auch dies nicht einfach hinnehmen muss, weil man es ändern kann.

Zusammenfassung

Bei Lactose handelt es sich um ein leicht vergärbares Kohlenhydrat. Im Buch wird dieses als „Klotz" bezeichnet. Es ist Bestandteil vieler Lebensmittel. Jeder Mensch hat unterschiedlich viele Enzyme, welche Lactose in Energie umwandeln. Übersteigt die verzehrte Menge Lactose die Kapazität Ihrer Enzyme, kommt es zu Beschwerden. Durch bewusste Ernährung können Sie dafür sorgen, dass Sie bei jeder Mahlzeit nur so viel Lactose verzehren, wie Ihre Enzyme abbauen können.

1.3 Diagnosecheck

Sind Bauchschmerzen, Blähungen, ein aufgeblasener Bauch, Verstopfungen und Durchfall Ihre ständigen Begleiter? Ohne Ihnen zu nahe treten zu wollen: Haben Sie keine anderen Hobbies? Sie müssen sich nicht mit diesen Quälgeistern abfinden, legen Sie ihnen doch lieber das Handwerk und wenden Sie sich den schönen Dingen im Leben zu!

Das Erste, was Sie tun sollten, um die unliebsamen Begleiter loszuwerden, ist, erst einmal genau hinzuschauen, wer oder was Sie hier eigentlich quält. Ein solches Diagnoseverfahren kann schon ein halbes Jahr in Anspruch nehmen, doch es wird sich auszahlen: Sie werden Ihre Symptome mit großer Wahrscheinlichkeit in den Griff bekommen und mithilfe dieses Buches nicht mehr länger aus Angst auf Dinge vollständig verzichten müssen, die Ihnen in Wahrheit erst ab einer bestimmten Menge schaden.

Dazu bitten Sie zuerst Ihren Hausarzt um eine Überweisung zu einem Gastroenterologen. Allein der Klang dieses Wortes muss die Quälgeister doch schon einschüchtern! Der Facharzt prüft zunächst, ob Ihre Beschwerden vielleicht eine andere Ursache als die Intoleranz haben. Dazu gehören eine Stuhluntersuchung und eine Ultraschalluntersuchung sowie eine Untersuchung mit einer Kamera im Bauch. Vielleicht liegt ja eine Fehlbesiedelung mit Bakterien im Dünndarm vor? Diese Bakterien würden nämlich das Ergebnis einer Klotz-Unverträglichkeitsdiagnose verfälschen. Es folgt ein Test, der die Verträglichkeit von Gluten überprüft, das in Getreide enthalten ist. Dieser Test erweist also, ob Sie eine Zöliakie (Glutenunverträglichkeit) haben. Auch das ist vorab wichtig, denn bei Menschen mit unbehandelter Zöliakie bringt der anstehende Verträglichkeitstest häufig das Ergebnis Sorbitintoleranz. Lassen diese Menschen jedoch Gluten in der Ernähung weg, vertragen sie Sorbit wieder ganz normal und müssen sich in dieser Hinsicht gar nicht einschränken. Anschließend sollten Sie noch einen Gentest auf eine sogenannte hereditäre Fructoseintoleranz machen. Diese vererbbare Erkrankung ist selten. Bei Betroffenen kann der Atemtest, der zur Prüfung der Verträglichkeit von Fructose gemacht wird, jedoch zu lebensbedrohlichen Vergiftungen führen.

Sie haben nun also alle anderen möglichen Ursachen für Ihre Beschwerden ausgeschlossen und die Quälgeister fangen vermutlich schon an zu zittern. Gut so, denn jetzt geht es ihnen an den Kragen: Es folgen die Untersuchungen, die die drei leicht vergärbaren Kohlenhydrate Fructose, Lactose und Sorbit in den Blick nehmen – unsere drei „Klötze". Für den sogenannten Atemtest wird Ihnen an verschiedenen Tagen eine hoch dosierte Lösung mit jeweils einem

Klotz verabreicht. Werden die Klötze von den Enzymen unvollständig abgebaut, entstehen Gase. Diese lassen sich anschließend in Ihrem Atem messen. Überschreitet die Konzentration dort eine bestimmte Menge, spricht man von einer Intoleranz. Die Grenze liegt in der Regel bei 20 ppm (dem Maß für die Gaskonzentration). Ein solcher Atemtest ist sehr empfehlenswert, allerdings leider nicht überall verfügbar. Sollte er bei Ihnen nicht zur Verfügung stehen, so lernen Sie im Gesamtband *„Der Ernährungsnavigator"* einen Ersatztest kennen.

Hat der Atem- oder Ersatztest bewiesen, dass Ihr Körper genügend Enzyme zum Abbau von Lactose besitzt, dann brauchen Sie sich keine weiteren Gedanken zu machen: Milchzucker wird Ihnen nicht schaden, Sie können ihn bedenkenlos zu sich nehmen. Genauso bei Fructose oder Sorbit: Zeigt der Test, dass Ihre Enzyme mit dem Stoff gut zurechtkommen, gibt es keinen Grund, auf irgendetwas zu verzichten, das ihn enthält. Zeigt der Test jedoch, dass Sie zum Beispiel eine Unverträglichkeit gegenüber Lactose haben, dann wissen Sie jetzt, welchem der drei Klötze Sie den Garaus machen müssen.

Lassen Sie sich nicht auf eine Diagnose ein, wenn es nicht zuvor auch einen Test gab. Hat dieser kein aussagekräftiges Ergebnis gebracht, so haben Sie vermutlich ein Reizdarmsyndrom, das undefiniert ist. „Reizdarm" bedeutet schlicht, dass der Bauch empfindlich auf viele Arten von Reizen reagiert – zum Beispiel auf Luft im Darm. Reizdarmbeschwerden können definiert sein – wenn eine der drei möglichen Klotzunverträglichkeiten sie verursacht – oder undefiniert. Dann haben Sie entweder noch keinen Atemtest gemacht oder dieser hat ergeben, dass Sie für keinen der drei Klötze eine Unverträglichkeit haben. In beiden Fällen spricht man von einer Funktionsstörung des Darmtrakts. Eine Studie belegt, dass die Stärke der Symptome in einer Gruppe sich nicht von der der anderen Gruppe unterscheiden lässt. In allen Fällen sind die Symptome ähnlich. Man kann also nicht von der Art oder Stärke der Beschwerden auf den Auslöser schließen. Die leicht vergärbaren Kohlenhydrate (Klötze), die von den körpereigenen Enzymen nicht verarbeitet werden, führen zu Wasseransammlungen und es entsteht Gas und das macht dem Darm Probleme.

Übrigens sind bei bis zu 90 % der Patienten die Klötze – allein oder in Kombination – für das Leiden verantwortlich. Nur jeder Zehnte etwa leidet an einem undefinierten Reizdarmsyndrom. Auch in diesem Fall gibt es noch drei übliche Verdächtige – Fructane und Galactane, die im Gesamtband aufgegriffen werden und Histamin. Bei einer Histaminintoleranz fehlen Enzyme zum Histaminabbau. Durch eine entsprechende Ernährung können Sie ggf. Ihre Symptome auch in diesem Fall in den Griff bekommen. Um festzustellen, ob

Sie eine Histamininstoleranz haben, verfahren Sie entsprechend des dritten Wegweiser Schritts auf Seite 26 und nutzen Sie die Tabelle auf *histaminintoleranz.ch*.

Sollten Sie unter Reizdarmbeschwerden leiden, sind Sie nicht allein: Bei 20–30 % der europäischen Bevölkerung fehlen für einen vollständigen Abbau von einem oder mehreren der Klötze Fructose, Lactose und Sorbit körpereigene Enzyme. Weltweit leiden 10–15 % der Menschen unter undefinierten Reizdarmbeschwerden. Betroffen sind etwa 20 % der Amerikaner, 22 % der Engländer, 25 % der Japaner, 9 % der Niederländer und 44 % der Westafrikaner. Bei Kindern mit Reizdarmsyndrombeschwerden sollte man übrigens besonderes Augenmerk walten lassen: Hier sollte es immer ein qualifizierter Arzt sein, der die Diagnose stellt und der das weitere Vorgehen genehmigt und begleitet. Eine Lactoseintoleranz kommt übrigens erst ab dem 5. Lebensjahr in Frage, vorher vertragen alle Kinder Lactose.

Und nebenbei bemerkt: Den umgekehrten Fall gibt es auch: Bei manchen Menschen fällt ein Atemtest positiv auf, sie haben jedoch kaum spürbare Symptome wie Bauchweh. Eine solche Intoleranz bedeutet demnach eine Intoleranz ohne Reizdarm. Bevor Sie jetzt aber nur kalt lächelnd die Schultern zucken und denken „Was soll's?", muss ich sie leider warnen, Depressive Verstimmungen im Zusammenhang mit der beschriebenen Verminderung der Glücksbotenstoffe durch Ihre Intoleranz sind dennoch möglich.

Zusammenfassung

Wenn Sie unter regelmäßigen Bauchbeschwerden leiden, suchen Sie einen Spezialisten auf: Einen Gastroenterologen. Der Prozess bis zur Diagnose kann bis zu einem halben Jahr dauern. Sie befinden sich mit Ihren Symptomen in guter Gesellschaft: Hierzulande sind 20-30 Prozent der Menschen betroffen. Den Schlüssel zur Symptombekämpfung halten Sie in Ihren Händen!

1.4 Hintergründe der Erkrankung

Reizdarmbeschwerden zu haben bedeutet einen empfindlichen Darm zu haben. Wie eine berühmte Diva zeigt der Darm einen Mangel an Robustheit und ein Übermaß an Empfindlichkeit. Die Diva lässt nicht alles einfach mit sich machen, reagiert enttäuscht und beleidigt auf Vernachlässigung oder ärgert sich über die Ignoranz einer Person, die ihr unpassende Dinge anbietet. Bei Stress meldet sie sich umso vehementer zu Wort. Viele Menschen tragen eine solche Diva mit sich herum, die sich immer wieder fordernd bemerkbar macht.

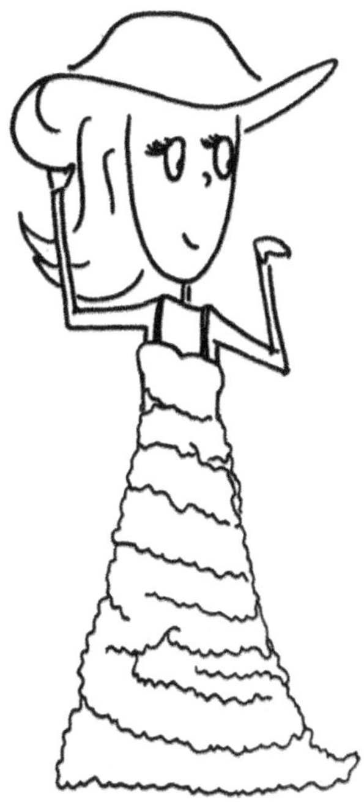

Übrigens sind die genauen Ursachen für diese Erscheinung unbekannt. In manchen Fällen spielen wohl Infekte und Emotionen eine Rolle. Wer das Reizdarmsyndrom hat und wer nicht, scheint per Los entschieden worden zu sein. In jedem Fall hat es nichts mit dem Charakter zu tun. Wer einen divenhaften Darm hat, hat noch lange keinen divenhaften Charme. Was nicht heißt, dass man sich nicht immer wieder mit dem Thema auseinandersetzen müsste: Hirn und Bauch sind nun mal eng miteinander verknüpft und Liebe geht ja bekanntlich auch durch den Magen. Das bedeutet, dass einerseits eine miese Stimmung Ihren Bauch zum Grummeln bringen und andererseits ein grummelnder Bauch auf Ihre Stimmung schlagen kann.

Ganz unberechtigt ist ein solcher Aufstand unserer Diva gleichwohl nicht: Das Grummeln macht uns auf Lebensmittel aufmerksam, die wir schlecht vertragen. Hören wir nicht darauf, werden die Symptome stärker. Auch Stress steht im Verdacht, die Beschwerden zu verstärken (siehe dazu auch Kapitel 2.6).

Nun wissen Sie also schon, wie die Beschwerden entstehen, was sie auslöst und wie die Diagnose gestellt wird. Welche Nachricht möchten Sie zum Abschluss dieses ersten Teils in unserem Buch zuerst hören, die gute oder die schlechte?

In Ordnung: Die schlechte Nachricht ist, dass die Empfindlichkeit die Betroffenen in etwa 70 % der Fälle für lange Zeit begleitet. Sie werden sie also wahrscheinlich nicht so schnell wieder los. Deshalb ist es ratsam, die Ernährung langfristig umzustellen. Nur wenn dies keinen Erfolg hat und Sie auch keine anderen Auslöser ermitteln können, sollten Sie Medikamente, wie Schmerzmittel und Mittel gegen Blähungen und Durchfall, wirksam ist bspw. Loperamid, in Betracht ziehen. Eine Medikamentöse Behandlung kann ja bekanntlich Nebenwirkungen haben und ins Geld gehen.

Die gute Nachricht: Die Empfindlichkeit verursacht keinen Krebs und auch keine andere schwerwiegende Folgeerkrankung und die Symptome sind mit einer geeigneten Diät meistens gut in den Griff zu bekommen.

Zusammenfassung

Eine Intoleranz und ein Reizdarm begleiten Sie meist lange Zeit. Es handelt sich um eine Überempfindlichkeit des Bauches, die im Zusammenhang mit emotionalen Reaktionen stehen kann. Unruhe oder Stress verstärken die Symptome. Ein Reizdarm verursacht keinen Krebs. Durch eine angepasste Ernährung bekommen die meisten Betroffenen ihre Symptome in den Griff. Eine wirksame Diät ist besser als eine medikamentöse Behandlung. Ein empfindlicher Darm ist kein Zeichen von Charakterschwäche. Es gehört vielmehr Charakterstärke dazu, den Lebensstil konsequent an die eigene Empfindlichkeit anzupassen.

1.5 Bauchbeschwerden bei Kindern

Allgemein können Bauchbeschwerden Ihres Kindes verschiedene Ursachen haben. Frühestens ab dem fünften Lebensjahr entwickeln Kinder eine Lactoseintoleranz. Mögliche frühere Auslöser langwieriger Bauchbeschwerden von Kindern sind allerdings die Klötze Fructose und Sorbit. Kindern im Alter von 14 bis 58 Monaten wurde bei einer Studie 250 ml Apfelsaft verabreicht. Anschließend wurden alle, die unter chronischem Durchfall litten, und sogar 65,5 % der gesunden Kinder positiv auf eine Intoleranz getestet. Ein Verzicht auf Apfelsaft führte bei **allen** Kindern zur Genesung. Das Ergebnis deckt sich mit einer anderen Studie, die zeigte, dass bei vielen Kindern Durchfall und Bauchschmerzen auftreten, wenn sie zu viel Fruchtsaft trinken. Säfte mit Sorbit waren besonders häufig die Auslöser. Allgemein sollten Sie Ihrem Kind pro Tag maximal 10 ml Saft pro Kilogramm Körpergewicht geben. Zudem sollten Sie dabei Fruchtgetränke meiden, die Sorbit oder hohe Mengen an freier Fructose enthalten, wie z. B. Apfel- und Pfirsichsaft.

2

STRATEGIE

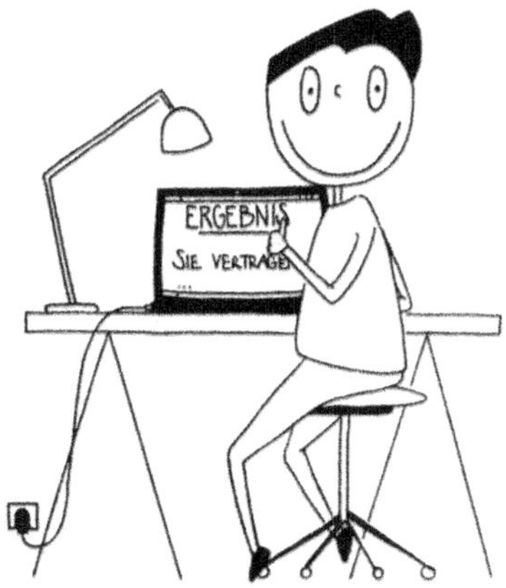

2.1 Change Management im Bauch

Kein Mitarbeiter hält es lange in einem Unternehmen aus, in dem er permanent überfordert ist. Genauso unbefriedigend ist es, an einem Platz zu arbeiten, an dem man überhaupt nicht gebraucht wird. Die Folgen von beiden Extremen sind bekannt: Fehlende Motivation, steigende Zahl der Krankheitstage und Streik bis hin zur Arbeitsunfähigkeit. Was das mit Ihnen zu tun hat? Ganz einfach: Was im beruflichen Umfeld gilt, gilt erst recht in Ihrem Bauch. Arbeiten Sie mit Ihren Enzymen im Team statt sie permanent zu über- oder unterfordern! Zeigen Sie Führungsqualitäten und machen Sie Ihre Mitarbeiter zu motivierten Verbündeten, statt darauf zu warten, dass sie sich mit Beschwerden melden!

Wie das geschieht, sagt Ihnen dieses Buch. Wollten Sie immer schon mal auf einen Masterplan zurückgreifen? Dann wird Ihnen der nächste Punkt wie gerufen kommen. Anhand des folgenden Plans erheben Sie zunächst einen Status quo, halten dann drei Wochen Lactose-Diät und prüfen dabei, wie viel diese Diät für Ihr Wohlbefinden bringt. Danach können Sie **Ihre persönlichen Verträglichkeitsgrenzen für Lactose mit einem Stufentest** (Kapitel 2.2.4) ermitteln. So wissen Sie genau, wie viel Arbeit Sie Ihren Enzymen zumuten können und sollten. Anhand der Tabellen in Kapitel 3 erkennen Sie schließlich auf einen Blick, welche Mengen für Sie persönlich maßgeblich sind.

2.1.1 Wegweiser

Status-quo-Test:	**Einführungsdiät:**	**Wirksamkeitstest:**	**Stufentest:**
Viertägige Erfassung Ihrer Symptome **vor** Ihrer Ernährungsumstellung.	Dreiwöchige Beschränkung Ihres Lactoseverzehrs gemäß der Ernährungstabellen im dritten Kapitel.	Erfassung Ihrer Symptome an den letzten vier Einführungsdiättagen, um festzustellen, ob Sie sich wohler fühlen.	Bestimmung, wie viel Lactose Sie pro Mahlzeit vertragen.

Und hier die Aufgaben im Detail:

Schritt	Maßnahme	Ziel
Pflicht 1	**Status-Quo-Test** Symptommerk(blatt) ausfüllen Dauer: 4 Tage	Ausgangslage bestimmen: Welche Symptome haben Sie und wie stark sind diese?
Pflicht 2	**Atemtests bei einem Facharzt** Dauer: 4 Besuche	Ermittlung der Klötze, gegen die eine Intoleranz vorliegt. Sollte nicht nur eine Lactose-, sondern auch eine andere Intoleranz vorliegen, erwerben Sie *„Der Ernährungsnavigator"*, da hier die Portionsgrößen für sämtliche Intoleranzen sowie weitere Auslöser des Reizdarmsyndroms aufgeführt werden.
Pflicht 3	**Einführungsdiät und Wirksamkeitstest** an den letzten vier Tagen der Diät Dauer: 3 Wochen	Sie halten die Standardverträglichkeitsstufen-Mengen (SVS Mengen), die großgedruckten Angaben in den Ernährungstabellen, je Mahlzeit ein und füllen an den letzten vier Tagen das Symptommerkblatt aus. Verschafft die Diät die erhoffte Symptomminderung? Falls nein, wiederholen Sie die Diät mit den VS 0-Mengen.
Optional 4	**Verträglichkeitsstufentest** Dauer: ~½ Monat	Sie bestimmen Ihre Lactose-VS, also Ihre Empfindlichkeit, um sich so frei wie möglich ernähren zu können.

Das Ziel der umfassenden Strategie ist, festzustellen, wie viel Lactose Sie vertragen, ohne dass die Diva protestiert. Der erste Schritt ist, den Status quo, die Schwere Ihrer Beschwerden vor der Umstellung Ihrer Ernährung zu bestimmen. Dazu tragen Sie vier Tage lang Ihre Symptome in eine Kopie des nachfolgenden Merkblattes ein. **Bewahren Sie Ihre Symptommerkblätter in einem Ordner auf.** Sie sollten dabei Tage wählen, die Ihnen durchschnittlich erscheinen. Der Tag, den Sie krank im Bett vor sich hinvegetiert haben, zählt ebenso wenig dazu wie der Tag, an dem Sie den Junggesellenabschied Ihres besten Freundes feiern oder eine andere schwere Prüfung bestehen mussten, die Ihren Stresspegel beeinflusst hat. Wenn Sie nicht sicher sind, wie durchschnittlich der Tag tatsächlich war, streichen Sie ihn lieber und füllen Sie das Blatt am nächsten Tag noch einmal aus.

Wichtig: Dies gilt ebenso für alle folgenden Tests. Wenn Sie Zweifel haben, dass es sich um einen Durchschnittstag handelt, bei dem keine ungewöhnlichen Umstände die Symptome beeinflusst haben, wiederholen Sie den Test, um ein möglichst verlässliches Ergebnis zu erhalten.

An den Tagen, an denen Sie Ihre Symptome erfassen, sollten Sie die Kopie des Symptommerkblatts stets bei sich tragen. Idealerweise füllen Sie es direkt nach jeder Mahlzeit aus, also z. B. morgens um 7 Uhr, mittags um 13 Uhr und abends um 19 Uhr. Nach den vier Tagen des Status-Quo-Tests sollten Sie auch Ihren regelmäßig vorkommenden Stuhltyp klassifizieren. Je nachdem, ob Sie eher **D**urchfall (D), **V**erstopfung (V) oder einen **M**ix aus beidem (M) haben, sind Sie ein Reizdarm(RD)-**D**, RD-**V**(Int.: C) oder RD-**M**-Typ. Sind Sie von Verstopfung und Durchfall verschont, ist Ihr RD-Typ **unklassifiziert**. Berichten Sie Ihrem Arzt, welcher Typ auf Sie zutrifft. Spätestens nach der viertägigen Aufzeichnung Ihrer Symptome zur Feststellung des Status quo sollten Sie einen Atemtest machen, um sicherzugehen, dass es sich tatsächlich um eine Lactoseintoleranz handelt. Lassen Sie sich dazu bitte zu einem Facharzt, einem sogenannten Gastroenterologen, überweisen. Für den Fall, dass in Ihrer Region kein Atemtest angeboten wird, können Sie einen Ersatztest machen. Klötzen, bei denen der Atemtest keine Intoleranz erkennen lässt, brauchen Sie bei Ihrer Diät keine Beachtung schenken.

Angenommen, Sie haben ausschließlich eine Lactoseintoleranz, so reduzieren Sie bei der anschließenden Einführungsdiät für drei Wochen den Lactosekonsum entsprechend den SVS Portionen. In der letzten Woche füllen Sie das Symptommerkblatt für den Wirksamkeitstest aus. Bewahren Sie auch dieses auf jeden Fall auf. Sie können es als **Referenz für den Stufentest** verwenden. Verbessert sich durch die Diät Ihr Wohlbefinden zufriedenstellend, so ist es sinnvoll, den Stufentest folgen zu lassen. Sie finden Ihn ab S. 49. Der Stufentest zeigt Ihnen, wie viel Lactose Sie vertragen, ohne Beschwerden zu bekommen. Es kann gut sein, dass Sie mehr als die Standardmenge vertragen, dann liegt Ihre persönliche Verträglichkeitsstufe (VS) höher. Mit dieser Erkenntnis können Sie die Ernährungstabellen im Hinblick auf Ihre persönliche Empfindlichkeit hin lesen. Der Stufentest ermöglicht es Ihnen also, möglichst viel von den Lebensmitteln zu genießen, die Sie lieben und auf die Sie nur ungern vezichten! Mit einem halben Monat müssen Sie für diesen Test etwa rechnen. Danach wissen Sie, mit welchen Mengen Sie Ihre Enzyme weder über- noch unterfordern. **Nur ein Stufentest kann Sie zu diesem Ergebnis führen.**

Wenn Sie nach der Einführungsdiät noch keine ausreichende Verbesserung spüren oder wenn mehrere Intoleranzen festgestellt wurden, hilft Ihnen *„Der Ernährungsnavigator“* weiter. Hier erfahren Sie, wie Sie alternative Auslöser für Ihre Beschwerden am besten ermitteln und welche Ernährung bei mehreren Intoleranzen ratsam ist.

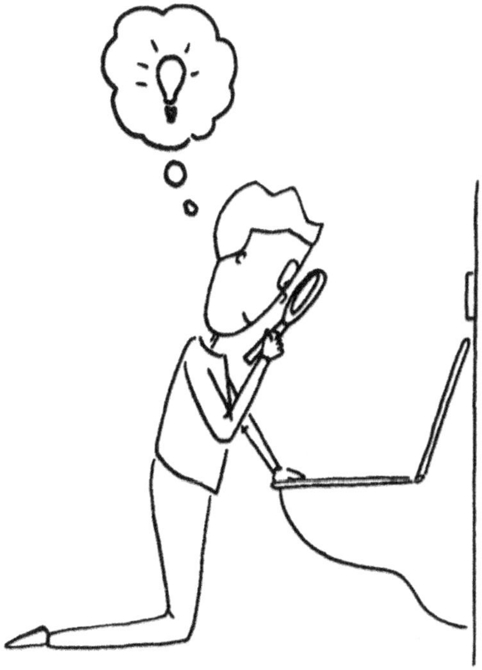

Stuhltypen nach Bristol

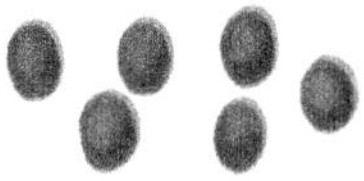	Einzelne, feste, schwer ausscheidbare Kügelchen	**Typ** A: Verstopfung **Wert** 4
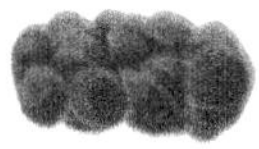	Wurstartig, klumpig	**Typ** B: Verstopfung **Wert** 2
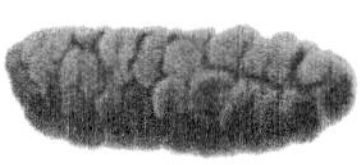	Wurstartig, mit rissiger Oberfläche	**Typ** C: Normal **Wert** 1
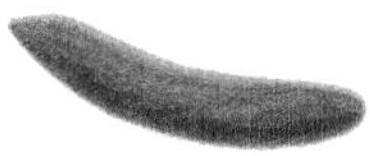	Wurstartig, mit glatter Oberfläche	**Typ** D: Normal **Wert** 1
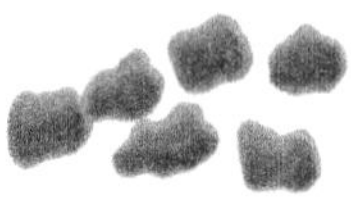	Einzelne, weiche, glattrandige, leicht ausscheidbare Klümpchen	**Typ** E: Durchfall **Wert** 2
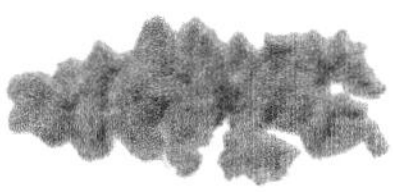	Einzelne, weiche Klümpchen mit unregelmäßigem Rand	**Typ** F: Durchfall **Wert** 4
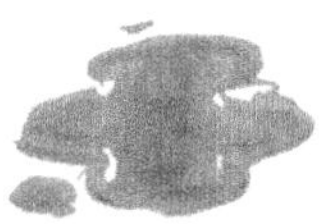	**Völlig flüssig**, ohne feste Bestandteile	**Typ** G: Durchfall **Wert** 5

Die Typen C und D sind normal. Je weiter sich Ihr Stuhl von diesen beiden Typen entfernt – in die eine oder andere Richtung – desto schlimmer sind Ihre Beschwerden.

2.1.2 Symptommerkblatt für die Tests

Test:______________________________ **Enddatum:**__________________

Sie benötigen mehrere Kopien dieser Seite für die Tests!

	Typ/ Wert	Anzahl Stuhlgänge	Stuhl Intensität	Blähungen Intensität	Schmerzen Intensität	
Tag 1 (vor)		x	=			**TESTTAG**
		x	=(+)	+	+	
	☾	x	=(+)	+	+	
	Gesamtintensität am Tag		=	=	=	
Tag 2 (vor)		x	=			**Tag 1 nach**
		x	=(+)	+	+	
	☾	x	=(+)	+	+	
	Gesamtintensität am Tag		=	=	=	
Tag 3 (vor)		x	=			**Tag 2 nach**
		x	=(+)	+	+	
	☾	x	=(+)	+	+	
	Gesamtintensität am Tag		=	=	=	
Tag 4 (vor)		x	=			**Tag 3 nach**
		x	=(+)	+	+	
	☾	x	=(+)	+	+	
	Gesamtintensität am Tag		=	=	=	

Tragen Sie morgens , mittags und abends ☾ Ihren Stuhltyp (A-G) und daneben als Zahl Ihren Stuhlwert von 1 bis 5 (z. B. G 5, siehe Seite 30), und die Anzahl Ihrer Stuhlgänge ein und multiplizieren Sie die beiden Werte miteinander, um die jeweilige Stuhlintensität zu errechnen. Bewerten Sie außerdem Blähungen und Schmerzen von 1 bis 5 nach folgender Intensitätsskala:

1 keine Beschwerden, genau wie jemand ohne Symptome
2 kaum Beschwerden, relativ zu jemandem ohne Symptome
3 mittlere Beschwerden, relativ zu jemandem ohne Symptome
4 starke Beschwerden, relativ zu jemandem ohne Symptome
5 sehr starke Beschwerden, relativ zu jemandem ohne Symptome

Beispiel: Die vier Status quo (1.)/Stufen (2.) Test-Tage

Test:______________________________ **Enddatum:**_________________

		Typ/ Wert	Anzahl Stuhlgänge	Stuhl Intensität	Blähungen Intensität	Schmerzen Intensität	
Tag 1 (vor)	🐓	E 2	x 2	= 4	2	2	TESTTAG
	☀	F 4	x 2	=(+) 8	+ 2	+ 3	
	☾	E 2	x 2	=(+) 4	+ 3	+ 2	
	Gesamtintensität am Tag			= 16	= 7	= 7	
Tag 2 (vor)	🐓	F 4	x 2	= 8	2	3	Tag 1 nach
	☀	E 2	x 1	=(+) 2	+ 3	+ 4	
	☾	F 4	x 1	=(+) 4	+ 2	+ 2	
	Gesamtintensität am Tag			= 14	= 7	= 9	
Tag 3 (vor)	🐓	E 2	x 1	= 2	2	3	Tag 2 nach
	☀	F 4	x 2	=(+) 8	+ 2	+ 4	
	☾	E 2	x 1	=(+) 2	+ 3	+ 5	
	Gesamtintensität am Tag			= 12	= 7	= 12	
Tag 4 (vor)	🐓	F 4	x 1	= 4	2	2	Tag 3 nach
	☀	E 2	x 1	=(+) 2	+ 2	+ 2	
	☾	F 4	x 2	=(+) 8	+ 3	+ 3	
	Gesamtintensität am Tag			= 14	= 7	= 7	

Tragen Sie morgens 🐓, mittags ☀ und abends ☾ Ihren Stuhltyp (A-G) und daneben als Zahl Ihren Stuhlwert von 1 bis 5 (z. B. G 5, siehe Seite 30), und die Anzahl Ihrer Stuhlgänge ein und multiplizieren Sie die beiden Werte miteinander, um die jeweilige Stuhlintensität zu errechnen. Bewerten Sie außerdem Blähungen und Schmerzen von 1 bis 5 nach folgender Intensitätsskala:

1 keine Beschwerden, genau wie jemand ohne Symptome
2 kaum Beschwerden, relativ zu jemandem ohne Symptome
3 mittlere Beschwerden, relativ zu jemandem ohne Symptome
4 starke Beschwerden, relativ zu jemandem ohne Symptome
5 sehr starke Beschwerden, relativ zu jemandem ohne Symptome

Beispiel: Die vier Wirksamkeitstesttage

Test:______________________________ **Enddatum:**____________________

		Typ/ Wert	Anzahl Stuhlgänge	Stuhl Intensität	Blähungen Intensität	Schmerzen Intensität	
Tag 1 (vor)	🐓	-	x 0	= 0	1	1	TESTTAG
	☼	E 2	x 1	=(+) 2	+ 1	+ 1	
	☾	D 1	x 1	=(+) 1	+ 1	+ 1	
	Gesamtintensität am Tag			= 3	= 3	= 3	
Tag 2 (vor)	🐓	D 1	x 1	= 1	1	1	Tag 1 nach
	☼	-	x 0	=(+) 0	+ 1	+ 1	
	☾	D 1	x 1	=(+) 1	+ 1	+ 1	
	Gesamtintensität am Tag			= 2	= 3	= 3	
Tag 3 (vor)	🐓	D 1	x 1	= 1	1	1	Tag 2 nach
	☼	-	x 0	=(+) 0	+ 2	+ 2	
	☾	E 2	x 1	=(+) 2	+ 1	+ 1	
	Gesamtintensität am Tag			= 3	= 4	= 4	
Tag 4 (vor)	🐓	-	x 0	= 0	1	1	Tag 3 nach
	☼	D 1	x 1	=(+) 1	+ 1	+ 1	
	☾	D 1	x 1	=(+) 1	+ 1	+ 1	
	Gesamtintensität am Tag			= 2	= 3	= 3	

Tragen Sie morgens 🐓, mittags ☼ und abends ☾ Ihren Stuhltyp (A-G) und daneben als Zahl Ihren Stuhlwert von 1 bis 5 (z. B. G 5, siehe Seite 30), und die Anzahl Ihrer Stuhlgänge ein und multiplizieren Sie die beiden Werte miteinander, um die jeweilige Stuhlintensität zu errechnen. Bewerten Sie außerdem Blähungen und Schmerzen von 1 bis 5 nach folgender Intensitätsskala:

1 keine Beschwerden, genau wie jemand ohne Symptome
2 kaum Beschwerden, relativ zu jemandem ohne Symptome
3 mittlere Beschwerden, relativ zu jemandem ohne Symptome
4 starke Beschwerden, relativ zu jemandem ohne Symptome
5 sehr starke Beschwerden, relativ zu jemandem ohne Symptome

2.1.3 Testergebnis-Berechnungstabelle

Woher wissen Sie, welche Intensität Sie für die Symptome wählen müssen? Ganz einfach: Vertrauen Sie Ihrem Bauchgefühl, denn genau um dieses geht es schließlich in diesem Test! Sind Sie eher der intuitive Typ, wird Ihnen das Gegenüberlegen des Status-quo-Test- und des Wirksamkeitstest-Symptommerkblattes, der Symptommerkblätter vor und nach der Einführungsdiät vermutlich schon ausreichen, um festzustellen, ob Ihnen die Verringerung des Lactosekonsums eine Symptomlinderung verschafft hat. Zeigt das Status-quo-Symptommerkblatt zum Beispiel Intensitäten von 16 beim Stuhl und 7 bei Blähungen und Schmerzen und das Wirksamkeitstest-Symptommerkblatt zum Ende der Diät zeigt Intensitäten von 3 bei Stuhl, Blähungen und Schmerzen, dann bestätigt Ihnen dieses Ergebnis sicher, was Ihnen Ihr Bauchgefühl ebenfalls sagt: Es geht Ihnen besser.

Sind Sie eher der zahlenverliebte Typ, dann werden Sie sich mit Verve auf die folgende Tabelle stürzen. Sie bietet zwei Rechenmöglichkeiten: Möglichkeit A ist ein wenig einfacher als Möglichkeit B. Richtige Cracks gehen also sofort zu Möglichkeit B über. Damit sparen Sie sich den Rechenaufwand bei weiteren Tests und erhalten eine Aussage zu Ihrer Verträglichkeit.[2]

Oder delegieren Sie lieber? Dann bestellen Sie die interaktive Version der Tabelle, in die Sie nur die Ergebnisse aus dem Symptommerkblatt eintragen. Das Rechnen wird Ihnen abgenommen und die Ergebnisse können Sie bequem ablesen und ausdrucken. Beziehen Sie sie hier: *www.Laxiba.de/teb*.

[2] *Die Erhebung ist aus statistischer Sicht knapp und das Ergebnis ungenau.*

Die Wirksamkeitstestergebnisberechnungstabelle

Sie verwenden die folgende Tabelle und tragen die Gesamtintensität der Blähungen des jeweiligen Tages aus dem Symptommerkblatt in die **A**-Zeile ein. In die ersten vier Felder schreiben Sie die Ergebnisse der **Wirksamkeitstesttage**, der letzten Tage Ihrer Einführungsdiät also. In die anderen vier Felder derselben ersten Zeile tragen Sie die Werte an den **Status-Quo-Tagen** ein (die vier Tage vor Beginn Ihrer Einführungsdiät, also vor der Reduzierung Ihres Lactosekonsums).

Rechenmöglichkeit A: *A1* = Stuhlgesamtintensität am ersten Wirksamkeitstesttag, also Intensität morgens (d. h. Stuhltyp-Wert, siehe S. 30, morgens mal der Anzahl Ihrer Klogänge morgens) plus Intensität mittags plus Intensität abends. Tragen Sie das Stuhlgesamtintensitäts-Ergebnis in das Feld mit dem kursiv gedruckten *A1* ein. Genauso verfahren Sie bei allen anderen **A**-Nummern. Anschließend bestimmen Sie die **B-Werte**: *B1* = *A1* plus Blähungen-Gesamtintensität am ersten Wirksamkeitstest-Tag plus Schmerzen-Gesamtintensität an dem Tag. *B2* berechnen Sie entsprechend mit den Intensitätswerten für Tag 2 usw. Nun ermitteln Sie erst *C2* und danach *D2*, d. h. den Durchschnitt der Status-quo-Test-Tage. Zur Auswertung vergleichen Sie *D2* mit dem höchsten Tageswert der Wirksamkeitstesttage. Das ist der größte Wert der Werte *B1* bis *B4*. Bei der Überprüfung des Erfolgs der Einführungsdiät gilt: Je weiter *D2* über dem höchsten Tageswert der Gruppe liegt, desto wahrscheinlicher war die Einführungsdiät ein Erfolg.

Rechenmöglichkeit B: Sie berechnen *A1* bis *A8* sowie *B1* bis *B8* mit der Rechenmöglichkeit A). Anschließend berechnen Sie C1 und D1, sowie C2 und D2 und fahren mit den in der Tabelle beschriebenen Rechenschritten bis *K* fort. Zur Auswertung vergleichen Sie bei der Einführungsdiät den *D2*-Wert mit dem *K*-Wert, d. h. dem K. O.[3] Schwellenwert. Bei der Einführungsdiät gilt: Ist *D2* größer oder gleich dem *K*-Wert, spricht dies für einen Erfolg der Lactosediät.

Scheitert die Diät hingegen, versuchen Sie es noch einmal, wobei Sie die VS 0 für Lactose einhalten. Außerdem können Sie die im *Ernährungsnavigator* beschriebene Fructan- und Galactandiät probieren.

---

[3] *K = Erreicht „L" diese K.-O.-Schwelle, war die Stufentestmenge zu viel für Sie.*

	Wirksamkeitstesttag-				Status-quo-Test-Tag- (vor Einführungsdiät)			
	1:	**2:**	**3:**	**4:**	**1:**	**2:**	**3:**	**4:**
A	*A1*	*A3*	*A3*	*A4*	*A5*	*A6*	*A7*	*A8*
	Tragen Sie in die A-Felder die Stuhlgesamtintensitäten der einzelnen Tage ein							
B	*B1*	*B2*	*B3*	*B4*	*B5*	*B6*	*B7*	*B8*
	B5 = Stuhl- + Blähungen- + Schmerzgesamtintensität an Status-quo-Test-Tag 1							
C	*C1*	*C1 = B1 + B2 + B3 + B4* Summe der Zellen *B1* bis *B4* *C2 = B5 + B6 + B7 + B8* Summe der Zellen *B5* bis *B8*						*C2*
D	*D1*	*D1 = C1 ÷ 4* Teilen Sie Ihr Ergebnis in Zelle *C1* durch 4 *D2 = C2 ÷ 4* Teilen Sie Ihr Ergebnis in Zelle *C2* durch 4						*D2*
E	*E1*	*E2*	*E3*	*E4*	*E1 = B1 - D1, E2 = B2 - D1* usw. Um *E1* zu berechnen, subtrahieren Sie *D1* von *B1*. Negative Ergebnisse sind möglich.			
F	*F1*	*F2*	*F3*	*F4*	*F1 = E1* x *E1, F2 = E2* x *E2* usw. Zum Berechnen von *F1* multiplizieren Sie *E1* mit sich selbst. Es gilt Minus mal Minus ergibt Plus, alle Ergebnisse sind darum positiv.			
G	*G*	*G = F1 + F2 + F3 + F4* Addieren Sie Ihre Ergebnisse der Zellen *F1* bis *F4*						
H	*H*	*H = G ÷ 4* Teilen Sie *G* durch 4						
I	*I*	*I* = Wurzel aus *H* Ziehen Sie die Wurzel aus Ihrem Ergebnis für H. Auf Ihrem Taschenrechner sieht das Wurzelsymbol so aus: √.						
J	*J*	*J = I* x 2 Multiplizieren Sie I mit 2						
K	*K*	*K = J + D1* Addieren Sie das Ergebnis in Zelle J zu dem in Zelle D1. Der ***K***-Wert wird als ***K***. O. Schwellenwert bezeichnet, weil von ihm der Erfolg der Einführungsdiät (*D2 > K*) und des Stufentests (*L ≤ K*) abhängt. Übertragen Sie den *K*-Wert bitte in die Stufentest Tabelle.						

1. Wirksamkeitsrechnung mit den Angaben auf Seite 33 & 33

	Wirksamkeitstesttag-				Status-quo-Test-Tag- (vor Einführungsdiät)			
	1:	**2:**	**3:**	**4:**	**1:**	**2:**	**3:**	**4:**
A	*A1* 3	*A3* 2	*A3* 3	*A4* 2	*A5* 16	*A6* 14	*A7* 12	*A8* 14
	Tragen Sie in die A-Felder die Stuhlgesamtintensitäten der einzelnen Tage ein							
B	*B1* 9	*B2* 8	*B3* 11	*B4* 8	*B5* 30	*B6* 30	*B7* 31	*B8* 28
	B5 = Stuhl- + Blähungen- + Schmerzgesamtintensität an Status-quo-Test-Tag 1							
C	*C1* 36	*C1 = B1 + B2 + B3 + B4* Summe der Zellen *B1* bis *B4* *C2 = B5 + B6 + B7 + B8* Summe der Zellen *B5* bis *B8*						*C2* 119
D	*D1* 9	*D1 = C1 ÷ 4* Teilen Sie Ihr Ergebnis in Zelle *C1* durch 4 *D2 = C2 ÷ 4* Teilen Sie Ihr Ergebnis in Zelle *C2* durch 4						*D2* 29,75
E	*E1* 0	*E2* -1	*E3* 2	*E4* -1	*E1 = B1 - D1, E2 = B2 - D1* usw. Um *E1* zu berechnen, subtrahieren Sie *D1* von *B1*. Negative Ergebnisse sind möglich.			
F	*F1* 0	*F2* 1	*F3* 4	*F4* 1	*F1 = E1* x *E1, F2 = E2* x *E2* usw. Zum Berechnen von *F1* multiplizieren Sie *E1* mit sich selbst.			
G	*G* 6	*G = F1 + F2 + F3 + F4* Addieren Sie Ihre Ergebnisse der Zellen *F1* bis *F4*						
H	*H* 1,5	*H = G ÷ 4* Teilen Sie *G* durch 4						
I	*I* 1,22	*I* = Wurzel aus *H* Ziehen Sie die Wurzel aus Ihrem Ergebnis für H. Auf Ihrem Taschenrechner sieht das Wurzelsymbol so aus: √ .						
J	*J* 2,45	*J = I* x 2 Multiplizieren Sie I mit 2						
K	*K* 11,45	*K = J + D1* Addieren Sie das Ergebnis in Zelle J zu dem in Zelle D1. Der *K*-Wert wird als *K.* O. Schwellenwert bezeichnet, weil von ihm der Erfolg der Einführungsdiät (*D2 > K*) abhängt.						

Rechenmethode A

D2 liegt mit 29,75 deutlich über dem höchsten Tageswert 11 (*B3*) aus der Gruppe *B1* bis *B4*. Dies spricht für den Erfolg der Einführungsdiät.

Rechenmethode B

D2 = 29,75 ist größer als *K* = 11,45 und das spricht für die Wirksamkeit der Diät. Andernfalls wiederholen Sie sie mit VS 0. Weitere Optionen sind eine Fructan- und Galactandiät und der Test alternativer Auslöser.

Die Stufentestergebnisberechnungstabelle

Sie verwenden die folgende Tabelle und tragen die Gesamtintensität der Blähungen des jeweiligen Tages aus dem Symptommerkblatt in die **A**-Zeile ein. Neu berechnen brauchen Sie nur die Stufentestwerte. Sollten Sie allerdings keinen Wirksamkeitstest gemacht haben, tragen Sie in die ersten vier Felder Ihre Symptome nach wenigstens dreiwöchiger Einhaltung der Standardverträglichkeitsstufenmengen je Mahlzeit ein. In den anderen vier Feldern notieren Sie die Werte am Testtag (*A5)* und den drei Folgetagen (*A6-A8*).

Rechenmöglichkeit A: *A1* = Stuhlgesamtintensität am ersten Wirksamkeitstesttag, also Intensität morgens (d. h. Stuhltyp-Wert, siehe S. 30, morgens, mal der Anzahl Ihrer Klogänge morgens) plus Intensität mittags plus Intensität abends. Tragen Sie das Stuhlgesamtintensitäts-Ergebnis in das Feld mit dem kursiv gedruckten *A1* ein. Genauso verfahren Sie bei allen anderen **A**-Nummern. Anschließend bestimmen Sie die **B-Werte**: *B1* = *A1* plus Blähungen-Gesamtintensität am Testtag plus Schmerzen-Gesamtintensität am Testtag. *B2* berechnen Sie entsprechend mit den Intensitätswerten für den ersten Folgetag usw. Nun ermitteln Sie erst *C1* und danach *D1*, d. h. den Durchschnitt der Wirksamkeittesttage. Zur Auswertung vergleichen Sie *D1* mit dem höchsten Tageswert der Stufentesttage. Das ist der größte Wert der Werte *B5* bis *B8*. Bei der Überprüfung des Erfolgs gilt: Je weiter *der höchste Tageswert des Stufentests* über *D1* liegt, desto eher löst die bei dieser Stufe getestete Menge bei Ihnen Beschwerden aus. Ist dies der Fall, halten Sie sich an die Portionsangaben für die jeweils niedrigere Stufe.

Rechenmöglichkeit B: Sofern Sie *K* bereits beim Wirksamkeitstest berechnet haben, übertragen Sie den Wert in die folgende Tabelle. Sie brauchen dann nur noch *B1* bis *B8* entsprechend der *Rechenmöglichkeit A* und danach *L* berechnen. Andernfalls berechnen Sie bitte erst *K* entsprechend der Anweisung in der Wirksamkeitstesttabelle. Zur Auswertung vergleichen Sie den *L*-, d. h. den laufenden Wert[4], mit dem *K*-Wert, d. h. dem K.-O.[5]-Schwellenwert. Es gilt: Ist *L* größer oder gleich *K*, deutet dies darauf hin, dass Sie die beim Test verzehrte Menge bei Ihnen Beschwerden auslöst. Darum sollten Sie sich im Alltag bei den Ernährungstabellen in Kapitel 3 an die Portionsangaben für die nächstniedrigere Stufe halten. Ist L kleiner K, vertragen Sie die Stufenmenge und können mehr von den lactosehaltigen Lebensmitteln genießen und die nächsthöhere Stufe testen.

---

[4] *L = Der Tag mit den heftigsten Symptomen durch den laufenden Test.*

[5] *K = Erreicht „L" diese K. O. Schwelle, war die Stufentestmenge zu viel für Sie.*

	Wirksamkeitstesttag-				Stufentest	Folgetag-		
	1:	**2:**	**3:**	**4:**	**Testtag**	**1:**	**2:**	**3:**
A	*A1*	*A3*	*A3*	*A4*	*A5*	*A6*	*A7*	*A8*
	Tragen Sie in die A-Felder die Stuhlgesamtintensitäten der einzelnen Tage ein							
B	*B1*	*B2*	*B3*	*B4*	*B5*	*B6*	*B7*	*B8*
	B5 = Stuhl- + Blähungen- + Schmerzgesamtintensität am Stufentesttag 1							
C	*C1*	*C1 = B1 + B2 + B3 + B4* Summe der Zellen *B1* bis *B4*						
D	*D1*	*D1 = C1 ÷ 4* Teilen Sie Ihr Ergebnis in Zelle *C1* durch 4						
K	*K*	*Bitte übertragen Sie den Wert vom Ende der Einführungsdiät in das K-Feld. Andernfalls berechnen Sie K, wie im anderen Tabellenblatt beschrieben.*						
L	*L*	*L* = Der größte Wert aus der Gruppe: *B5, B6, B7, B8*. Diese Gruppe beinhaltet die Ergebnisse am Stufentesttag (*B5*) und seinen drei Folgetagen (*B6* bis *B8*). Der ***L***-Wert dient zur Bewertung des ***L***aufenden Stufentests. Auswertung: $L > K$ deutet darauf hin, dass die Test-Stufenmenge Ihnen Beschwerden bereitet und Sie sich daher im Alltag an einer niedrigeren VS orientieren sollten. $L \leq K$ heißt, dass Sie die Stufenmenge pro Mahlzeit vertragen.						

1. Stufentestrechnung mit den Angaben auf Seite 33 & 33

	Wirksamkeitstesttag-				Stufentest	Folge Tag-		
	1:	2:	3:	4:	Testtag	1:	2:	3:
A	*A1* **3**	*A3* **2**	*A3* **3**	*A4* **2**	*A5* **16**	*A6* **14**	*A7* **12**	*A8* **14**
	Tragen Sie in die A-Felder die Stuhlgesamtintensitäten der einzelnen Tage ein							
B	*B1* **9**	*B2* **8**	*B3* **11**	*B4* **8**	*B5* **30**	*B6* **30**	*B7* **31**	*B8* **28**
	B5 = Stuhl- + Blähungen- + Schmerzgesamtintensität am Stufentesttag 1							
C	*C1* **36**	*C1 = B1 + B2 + B3 + B4* Summe der Zellen *B1* bis *B4*						
D	*D1* **9**	*D1 = C1 ÷* 4 Teilen Sie Ihr Ergebnis in Zelle *C1* durch 4						
K	*K* **11,45**	*Bitte übertragen Sie den Wert vom Ende der Einführungsdiät in das K-Feld. Andernfalls berechnen Sie K, wie im anderen Tabellenblatt beschrieben.*						
L	*L* **31**	*L* = Der größte Wert aus der Gruppe: *B5, B6, B7, B8.* Diese Gruppe beinhaltet die Ergebnisse am Stufentesttag (*B5*) und seinen drei Folgetagen (*B6* bis *B8*). Der **L**-Wert dient zur Bewertung des **L**aufenden Stufentests. Auswertung: $L > K$ deutet darauf hin, dass die Test-Stufenmenge Ihnen Beschwerden bereitet und Sie sich daher im Alltag an einer niedrigeren VS orientieren sollten. $L \leq K$ heißt, dass Sie die Stufenmenge pro Mahlzeit vertragen.						

Rechenmethode A

Der höchste Tageswert der Gruppe *B5* bis *B8*, *B7* = 31 liegt deutlich über *D1* = 9. Dies deutet darauf hin, dass Sie die Stufentestmenge nicht vertragen haben. Wäre der größte Wert der Gruppe *B5* bis *B8* kleiner als oder gleich 9, hätten Sie die Stufentestmenge vertragen und könnten sich in Zukunft an den Mengenangaben für diese Stufe richten. Außerdem könnten Sie dann auch die nächsthöhere Verträglichkeitsstufe testen.

Rechenmethode B

Dass *L* = 31 größer als *K* = 11,45 ist, deutet darauf hin, dass Sie die Stufentestmenge nicht vertragen haben. Wäre *L* kleiner als oder gleich 11,45, hätten Sie die Stufentestmenge vertragen und könnten sich in Zukunft an den Mengenangaben für diese Stufe richten. Außerdem könnten Sie dann auch die nächsthöhere Verträglichkeitsstufe testen.

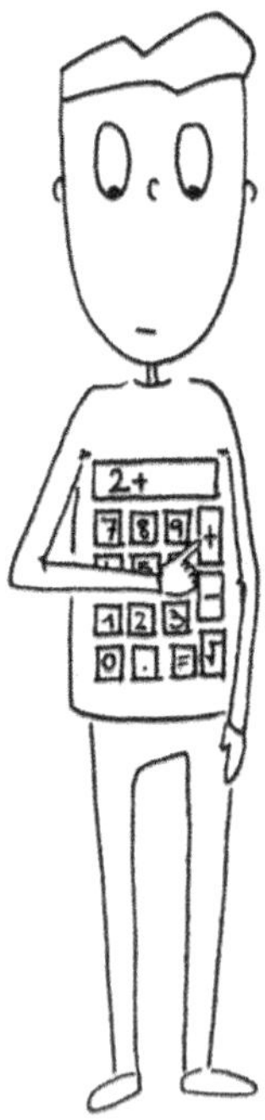

2.1.4 Grundsätzliche Ernährungstipps

So, nun wissen Sie, wie empfindlich Sie sind und ob die Diät bei Ihren Beschwerden Linderung verschafft. Bevor Sie sich nun in die Ernährungstabellen stürzen, lassen Sie mich Ihnen ein paar grundsätzliche Ernährungstipps an die Hand geben, die nicht nur bei einer Lactoseintoleranz, sondern für alle Menschen ratsam sind.

Grundsätzliche Ernährungstipps

Essen Sie abwechslungsreich, also täglich etwas anderes, und genießen Sie möglichst viele naturbelassene Lebensmittel. Achten Sie dabei auf eine entspannte Körperhaltung.

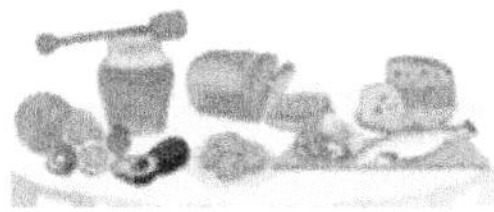

Achten Sie auf Ihre Versorgung mit Ballaststoffen, z. B. durch den Verzehr von Kartoffeln, Leinsamen, Linsen und Nüssen.

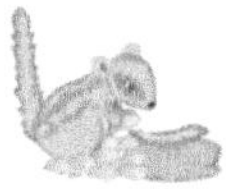

Verzehren Sie jeden Tag fünf Portionen Gemüse (möglichst dunkelgrün, rot oder orange) und Obst.

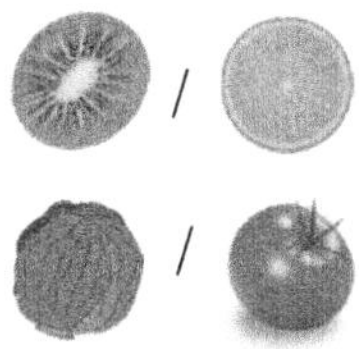

5/Tag

Essen Sie täglich fettarme Milchprodukte wie fettreduzierte Milch, Joghurt und Käse.

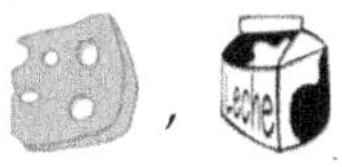

Jede Woche sollten ein bis zwei Mal Fisch und Eier auf den Tisch kommen. Außerdem 300 bis 600 g möglichst fettarmes Fleisch, wie bspw. Geflügel.

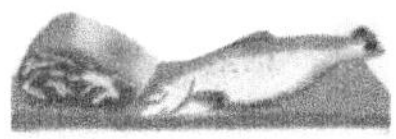

Verwenden Sie möglichst pflanzliche Öle, wie Rapsöl und Fette.

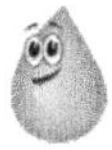

Reduzieren Sie Ihren Konsum von Salz und Zucker.

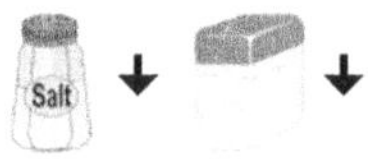

Trinken Sie wenigstens 1,5 Liter pro Tag. Am besten sind ungesüßte Getränke und stilles Wasser. Halten Sie sich beim Alkohol zurück.

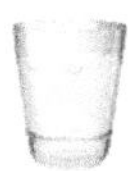

Kochen Sie möglichst frisch und bei eher niedrigen Temperaturen, um die Vitalstoffe im Essen zu erhalten.

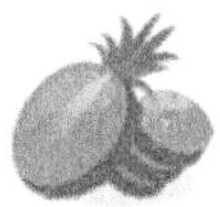

Bleiben Sie fit: Treiben Sie regelmäßig Sport.

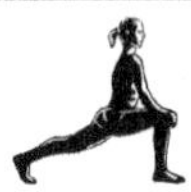

Ausgleichsbedarf aufgrund Ihrer Diät

Wenn Sie eine Lactoseintoleranz haben, sollten Sie, aufgrund kurzkettiger Fettsäuren, noch lange nicht ganz auf eine große Vielfalt an Nahrungsmitteln verzichten, im Gegenteil: Sie haben sogar eine besondere Verantwortung dafür, im verträglichen Maß Milchprodukte zu verzehren, um gesund zu sein.

Kurzkettige Fettsäuren

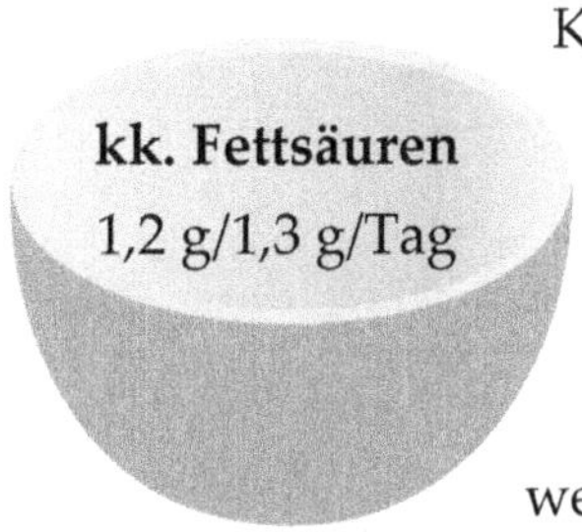

Kurzkettige Fettsäuren sind wichtige Energielieferanten, ja regelrechte Energy-Booster. In Fettsäuren pro Portion gemessen (ohne Triglyceride) sind die folgenden Lebensmittel besonders reichhaltig: Butter (10 g liefern Ihnen 0,5 g kurzkettige Fettsäuren), Ziegenkäse (25 g boostet mit 0,5 g kk. Fettsäuren), weiterhin Gouda, Schweizer Käse, Cheddar oder Roquefort (sie alle haben 0,4 g je 25 g). Etwas weniger intensiv, aber immer noch empfehlenswert sind Mozzarella und – Ohren auf –: *M&M's®* (beide mit 0,3 g kk. Fettsäuren je 50 g)! Wenn Sie ihn mögen, liefert Ihnen Blauschimmelkäse ebenfalls kurzkettige Fettsäuren (0,25 g je 25 g). Sie könnten aber auch 20 ml Kokosnussöl verzehren (0,2 g), 50 g Kokosnussfleisch (0,18 g), 150 g Pommes (0,13 g) oder 20 ml Palmkernöl (0,08 g).

Sie wundern sich, warum ich Ihnen an dieser Stelle auch lactosehaltige Nahrungsmittel empfehle? Keine Sorge, Sie sind nicht im falschen Buch: Der tägliche Verzehr einer verträglichen Menge an Milchprodukten ist empfehlenswert! Denken Sie nur an Ihre Enzym-Mitarbeiter, die nicht nur bei Überforderung, sondern auch aus Langeweile auf die Barrikaden gehen!

Ernährungswissenschaftler empfehlen, dass kurzkettige Fettsäuren mehr als 1/60 der täglich benötigten Fettmenge ausmachen sollten. Geht man von der empfohlenen Fettmenge von täglich 70 g für Frauen und 80 g für Männer aus, so ergibt sich, dass wir täglich 1,2 g bzw. 1,3 g kurzkettige Fettsäuren zu uns nehmen sollten. Mit drei Scheiben Cheddar erreichen Sie dieses Ziel und tun Ihrem Körper etwas Gutes, ohne den Enzymen zu viel Lactose zuzumuten.

Für Veganer ist es übrigens deutlich schwerer, auf die empfohlene Menge kurzkettiger Fettsäuren zu kommen.

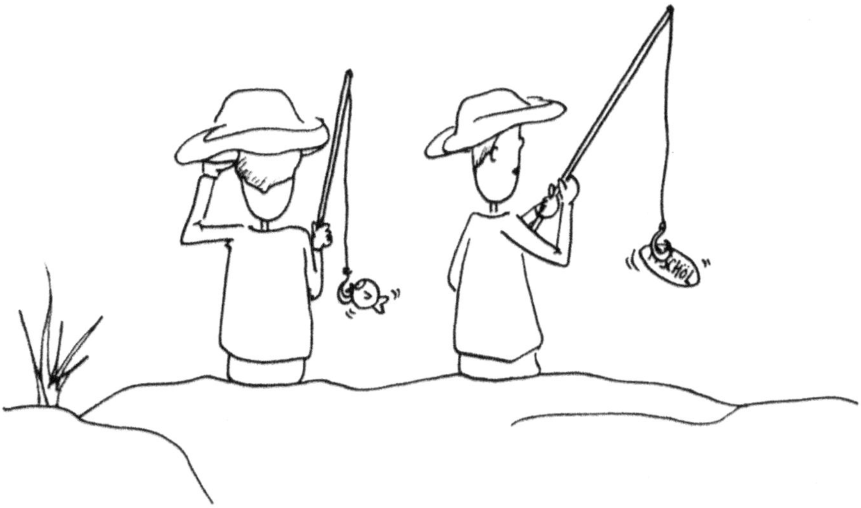

Omega-3-Fettsäuren

Weil es gerade so schön ist, erzähle ich Ihnen auch gleich noch von einem anderen Typ Fettsäuren, der ebenfalls für die Ernährung sehr wichtig ist. Von Ihrer Diät sind diese Fettsäuren zwar kaum beeinträchtigt, aber es schadet nichts, zu wissen, was es mit den kurzkettigen Omega-3-Fettsäuren auf sich hat. Ganz und gar nicht, denn die sogenannten ALA[6]-Fettsäuren wirken sich positiv auf Ihr Herz-Kreislaufsystem aus. Als erwachsene Frau sollten Sie bis zu 6,1 g und als erwachsener Mann bis zu 7 g davon zu sich nehmen. Manche Ernährungswissenschaftler setzten diese Zahl sogar noch höher an. In hohen Mengen kommen sie in folgenden Lebensmitteln vor: In 200 g Fisch sind im Schnitt etwa 4 g, in 20 ml Leinöl sind es 10,5 g, wobei die Verzehrmenge unter 100 ml pro Tag liegen sollte. Leinsamen selbst enthalten zu 25 % Öl und damit sind in 24 g Leinsamen mindestens 3 g ALA-Fettsäuren. In der Schwangerschaft ist von beidem allerdings abzuraten. 20 ml Rapsöl haben 1,8 g, 20 ml Mayonnaise 1 g, 20 ml Sojaöl 0,8 g, 100 g Weizencracker haben 0,8 g ALA-Fettsäuren und 70 g Pommes 0,3 g. Wenn Sie Erdnussbutter mit Omega 3 kaufen, liefern Ihnen 16 g 0,5 g ALA-Fettsäuren. In 25 g Walnüssen sind 0,5 g enthalten, 10 g Butter oder Margarine liefern je 0,3 g. Neben ALA spielen noch andere Fettsäuren eine Rolle: EPA und DHA[7]. Pro Tag sollten Sie 250 mg EPA und 500 mg DHA einnehmen. Sofern Sie an einem beliebigen Tag einer Woche Fisch essen, haben Sie den Bedarf in der Regel gedeckt. Krill-/ Fischölkapseln mit den genannten Mengen sind eine Alternative dazu.

---

[6] *Alpha-Linolsäure.*

[7] *Eicosapentaensäure und Docosahexaensäure.*

Zusammenfassung

Im Rahmen der Strategie prüfen Sie zuerst, ob die Einschränkung Ihres Lactosekonsums Wirkung zeigt. Dazu füllen Sie ohne Diät vier Tage das Symptommerkblatt aus. Anschließend halten Sie sich für drei Wochen an die Standardmengen in den Ernährungstabellen. Geht es Ihnen nun besser, können Sie noch Ihre individuelle Empfindlichkeit bestimmen, um unnötige Einschränkungen zu vermeiden. Achten Sie dabei stets auf eine ausgewogene Ernährung.

2.2 Ihre individuelle Strategie

Dieses Kapitel beschreibt, wie Sie bei der Einführungsdiät und beim Stufentest genau vorgehen. Während der Einführungsdiät halten Sie sich an die Portionsangaben in den Ernährungstabellen in Kapitel 3. Bitte beachten Sie hier, dass die Portionsangaben sich jeweils auf eine Mahlzeit beziehen – ausgehend von drei Mahlzeiten im Abstand von etwa sechs Stunden. Orientieren Sie sich zunächst ausschließlich an den groß gedruckten Mengenangaben in der Spalte „Standardmenge".

Die Diät zur Anpassung Ihrer Ernährung an die Anzahl Ihrer Enzyme hat sich bewährt. Sollte sich innerhalb von drei Wochen nach ihrer Einhaltung jedoch keine Verbesserung einstellen, sollten Sie prüfen, ob sich vielleicht doch mehr Lactose als gewollt in Ihr Essen geschlichen hat. Ein Weg, um dies auszuschließen, ist, ein Ernährungstagebuch zu führen und es mit einem Facharzt oder einem Ernährungsberater zu prüfen. Ein anderer Grund für anhaltende Beschwerden kann sein, dass Sie gar nicht oder nicht nur an Lactoseintoleranz leiden und das bis hierher noch nicht überprüft haben. Dann fliegen Sie an dieser Stelle raus: Gehen Sie zurück auf Los!

2.2.1 Auf die Gesamtmenge kommt es an

Beschwerden empfinden Sie, sobald die verzehrte Menge Lactose Ihre Enzyme von der Menge her überfordert. Je mehr Lactose (in den Bildern als Klotz bzw. Zuckerstück dargestellt) unverarbeitet in den Darm gelangt, desto stärker sind Ihre Symptome. In den Ernährungstabellen in Kapitel 3 finden Sie die für Menschen mit durchschnittlicher Intoleranz gut verträglichen Portionsgrößen pro Mahlzeit. Doch was, wenn Sie verschiedene Lebensmittel zum Beispiel beim Kochen miteinander kombinieren möchten? Wenn Sie die maximal mögliche Menge Milch schon für den Griesbrei nehmen, müssen Sie sich die Vanillesauce dann verkneifen? Nicht unbedingt: Reduzieren sie die Verzehrmenge einfach so, dass Sie mit beiden lactosehaltigen Nahrungsmitteln zusammen unter der Verträglichkeitsgrenze bleiben. Einleuchtend? Noch nicht? Dann hier ein weiteres Beispiel: Sie möchten zum Frühstück Kondensmilch im Kaffee trinken (die verträgliche Menge hier ist eine ½ Portion à 38 g) und als Brotaufstrich lieben Sie Mascarpone (die verträgliche Menge hier ist 2¼ Portionen à 30 g). Beide Lebensmittel enthalten Lactose. Um die SVS nicht zu überschreiten, beschränken Sie sich auf eine ¼ Portion Kondensmilch (was 2 Teelöffeln entspricht) und eine Portion Mascarpone. Damit bleibt die Gesamtmenge an Lactose, die Sie bei dieser Mahlzeit aufnehmen, unter der SVS. Sollten die reduzierten Mengen für Sie nicht ausreichen, braucht Ihnen nicht gleich der Magen zu knurren: Es gibt Produkte – wie Cheddarkäse –, die kaum Lactose enthalten. Blättern Sie doch einmal zu Seite 138, hier finden Sie beispielsweise verschiedene Sorten Aufschnitt.

2.2.2 Vorkommen der Intoleranz-Formen

Einer aktuellen umfangreichen Studie aus der Schweiz zufolge leiden 27 % der Menschen mit Darmbeschwerden unter einer Fructoseintoleranz, 17 % unter einer Lactoseintoleranz und weitere 33 % unter beidem. Die bei der Studie verabreichte Fructosemenge von 35 g ist allerdings für europäische Verhältnisse zu hoch und für amerikanische Maßstäbe mit einer dort durchschnittlich konsumierten Menge von 54 g pro Tag zu niedrig. Einen festen Referenzmaßstab für alle Betroffenen an allen Orten gibt es also nicht. Andere Untersuchungen rechnen mit 25 g Fructose und liefern natürlich eine niedrigere Betroffenenzahl: 49 % der Menschen mit Darmbeschwerden haben demnach eine Fructoseintoleranz. Unabhängig davon ermittelte eine andere Studie, dass 58 % der Menschen mit Reizdarmbeschwerden eine Sorbitintoleranz haben. Zu Fructanen und Galactanen liegen noch keine Ergebnisse vor.

Wundert Sie nicht, dass wir so wenig von Lactose hören? Als ich von diesen Zahlen erfuhr, war ich verblüfft, dass Lactoseintoleranz gar nicht die häufigste Intoleranzart ist. Sie liegt in Europa bestenfalls auf Platz 2. Wenn man durch europäische Supermärkte schlendert, wird man jedoch wohl kaum ein Regal finden, das Produkte für Menschen mit Sorbit- oder Fructoseintoleranz bereithält. Nein, der europäische Markt hat sich gezielt auf Menschen mit Lactoseintoleranz eingestellt, auch wenn sie nicht die Mehrheit bilden. Dazu gehört auch, dass Lactose bei den Inhaltsstoffen auf der Produktverpackung angegeben werden muss. Gut für Sie!

2.2.3 Atemtest-Ersatztest

Sie möchten herausfinden, ob Sie Lactose vertragen, Ihr Arzt kann Ihnen jedoch keinen Atemtest anbieten? Für diesen Fall gibt es den sogenannten Ersatztest. Da das Ergebnis anhand Ihrer Symptome ermittelt wird und dazu zuerst der Einfluss alternativer Auslöser ausgeschlossen werden muss, benötigen Sie zur Durchführung des Tests zunächst den Gesamtband *„Der Ernährungsnavigator"*. Hier finden Sie eine ausführliche Erläuterung und eine Anleitung zur Durchführung und Auswertung des Ersatztests. Stufentest

2.2.4 Stufentest

Stufentest Aufgabenliste

	Aufgaben	✔
1	Sie haben das Symptommerkblatt für den Status-quo-Test ausgefüllt.	✔
2	Sie haben sich zu einem Facharzt überweisen lassen und, wenn möglich, dort einen Atemtest gemacht.	✔
3	Sie halten die dreiwöchige Einführungsdiät durch. Wenn Sie beim Wirksamkeitstest eine Verbesserung Ihrer Symptome feststellen, können Sie mit Schritt vier weitermachen.	✔
4	Nun überzeugen Sie eine/n „Testpartner/in", Ihnen bei den Tests zu helfen. Alternativ buchen Sie über die Homepage *www.Laxiba.de* eine/n Trainer/in. Er/Sie wird Ihre Testlösungen mixen und Ihre Symptommerkblätter auswerten. Sie können auf ihre/seine Zuverlässigkeit, Diskretion und zeitliche Verfügbarkeit zählen.	
5	Sie beenden alle Tests. Dabei beachtet Ihr/e Testpartner/in die Verfahrensanweisungen ab Seite 56, die Sie nicht lesen sollten. Sie gehen nach dem Ablaufschema auf Seite 56 vor.	
6	Abschluss: Sie besprechen das Ergebnis mit Ihrem/r Testpartner/in und notieren Ihre von der Standardverträglichkeitsstufe (SVS) abweichende Verträglichkeitsstufe (VS).	

War Ihr Atem- oder Atemtest-Ersatztest positiv? Dann sollten Sie nun mit dem Stufentest herausfinden, ob die SVSn für Sie passen oder ob Sie mehr oder weniger Lactose vertragen. Die Testdosis ist deutlich höher als das, was man normalerweise in einer Mahlzeit an Lactose zu sich nimmt. Wenn Ihre Enzyme diese Schwemme also bewältigt haben, ohne Ihnen Bauchbeschwerden zurückzumelden, dann dürfen Sie stolz auf Ihre Mitarbeiter sein und ihnen ein positives Zwischenzeugnis ausstellen: Diese bewältigen alle gestellten Verarbeitungsaufgaben stets zu Ihrer vollsten Zufriedenheit.

Wenn Ihre Crew unter der Testdosis geächzt hat, so bedeutet das zunächst einmal nur, dass diese Extremmenge zu viel für sie war. Es heißt noch nicht, dass die Standardverträglichkeitsstufe für Sie das Höchste ist, was Sie zu sich nehmen dürfen. Wo aber liegt Ihre persönliche Grenze, bis zu der Sie keine Beschwerden haben? Um das herauszufinden, machen Sie den Stufentest. Schritt für Schritt fordern Sie Ihre Enzyme heraus und testen Ihre Empfindlichkeit in kleinen Stufen. Mit jeder Einheit wird die Test-Verzehrmenge erhöht, so lange, bis die Enzyme eine Gehaltserhöhung verlangen.

Für den Stufentest haben Sie idealerweise eine/n Testpartner/der/in, die für Sie die Testmischungen vorbereitet und die Ergebnisse prüft. Lassen Sie dazu nur ihn/sie die Einweisung auf den S. 56 bis 68 lesen. Der Zuverlässigkeit halber wird außerdem jede Stufe zwei Mal getestet. Sollte Ihnen das Thema zu privat sein, sodass Sie lieber keine andere Person einbeziehen möchten, so folgen Sie dem Selbsttesthinweis bei den Testpartneranweisungen. Den Testablauf können Sie dem Schema auf S. 68 entnehmen.

Und nun verrate ich Ihnen, warum Sie sich den K.O.-Schwellenwert aus dem Testergebnis notieren – oder noch besser: merken sollten: Wenn Sie den Rechenweg für Cracks nutzen (S. 35) und der „Laufende Wert" kleiner ist als der K.-O.-Schwellenwert, dann vertragen Sie eine Stufe. Liegt der laufende Wert darüber, vertragen Sie sie nicht.

Zur Sicherheit durchlaufen Sie das Verfahren für jede Stufe zweimal. Doppelt hält besser: Ein Zufall könnte sonst dafür sorgen, dass etwas anderes als Lactose an diesem Tag Ihre Beschwerden auslöst. Für Eilige ist dieser Test übrigens nicht gedacht: Wenn Sie sicher gehen wollen, dass das Testergebnis nicht verfälscht wird, müssen Sie sich zwischen zwei Testtagen jeweils drei Tage lang gedulden.

Notieren Sie Ihren K.-O.-Schwellenwert hier:

Mein berechneter Lactose-K.-O.-Schwellenwert ist:

Beginn des Stufentests mit VS 1 ☐ oder VS 2 (Standard) ☐

So verläuft eine Testwoche

<table>
<tr><th>Tag 1–3 vor dem Testtag</th><th>Testtag</th><th>Folgetag 1–3</th></tr>
<tr><td rowspan="2">Essen Sie so, dass Sie möglichst knapp unter Ihrer aktuell geltenden VS bleiben. Was aktuell ist, sagt Ihnen Ihr/e Testpartner/in. Zu Beginn ist dies die Standardmenge gemäß der SVS. So wird sichergestellt, dass Sie am Testtag unbeeinflusst sind, denn manche Symptome äußern sich erst mit bis zu drei Tagen Verspätung. Sie fühlen sich am Testmorgen nicht so gut wie zum Ende der Einführungsdiät? Verschieben Sie den Test, bis es Ihnen besser geht. Zwingen Sie sich nie, mehr von etwas zu essen, als Sie das gewöhnlich tun.</td><td colspan="2">Am Testtag und seinen drei Folgetagen sollten Sie das Symptommerkblatt ausfüllen.</td></tr>
<tr><td>Nehmen Sie die Testlösung morgens, mittags und abends ein (d. h. trinken Sie jeweils ein Fläschchen) und verzehren Sie ansonsten keine Lactose.</td><td>Gehen Sie von der Testmenge wieder einen Schritt herunter: Halten Sie sich an die VSn-Portionen, die Sie zuletzt vertragen haben. Beim Test der VS 2 also die der VS 1 und beim Test der VS 3 die der VS 2.</td></tr>
<tr><td colspan="3">Beschleunigungsmöglichkeit:
Führen Sie die Tests direkt hintereinander durch: Drei Tage nach dem letzten Testtag beginnen Sie sofort mit dem nächsten Testtag und überspringen so die drei Tage in der ersten Spalte.</td></tr>
</table>

Eine Testwoche beginnt drei Tage vor dem Testtag, da Symptome teilweise erst nach drei Tagen auftreten. So ist sichergestellt, dass Sie am Testtag keine „alten" Beschwerden mehr belasten. Wenn Sie den Test durchgehen, so beginnen Sie immer mit der Verträglichkeitsstufe, die Sie zuletzt gut vertragen haben. Am Anfang ist das die in den Ernährungstabellen groß gedruckte SVS. Für den Testtag steigern Sie die Dosis auf die nächsthöhere Stufe. Danach folgen wieder drei Tage mit der Stufe, die Ihnen bekommt. In diesen drei „Nachwirk-Tagen" können Sie erkennen, ob Sie die höhere Lactosemenge vertragen haben. Lassen Sie sich Ihre aktuelle Verträglichkeitsstufe von Ihrem/r Testpartner/in mitteilen. Er oder sie nennt Ihnen die Stufe, bei der zuletzt keine kritischen Intoleranzsymptome aufkamen und bereitet auch die Testlösung für die nächste Stufe für Sie vor. Die Portionsangaben für die übrigen Stufen stehen in der letzten Spalte der Ernährungstabelle – VS 0 jeweils oben, VS 2 in der Mitte und VS 3 unten. Wenn Sie keinen Stufentest machen oder schon die Stufe über der Standardverträglichkeit (die VS 2-Testmenge) nicht gut vertragen haben, halten Sie sich an die SVS Mengenangaben. Haben Sie die VS 2-Menge vertragen, können Sie sich an den VS 2-Portionsangaben in den Ernährungstabellen orientieren.

Vor dem ersten Testtag müssen Sie nicht unbedingt ein Symptommerkblatt ausfüllen (Seite 31), denn Sie können als Referenz einfach das Wirksamkeitstestblatt nutzen, das Sie ja schon ausgefüllt haben. Den Testtag und die drei folgenden Tage sollten Sie hingegen dokumentieren, damit Ihr Testpartner/Ihre Testpartner/in die Auswertung übernehmen kann.

Jeder Test wird zur Sicherheit zweimal durchgeführt. Vertragen Sie die Stufenmenge beide Male, können Sie anschließend noch die nächsthöhere Stufenmenge testen.

Nach einem Testtag ernähren Sie sich wieder entsprechend der Stufe, die Sie zuletzt gut vertragen haben. Am Anfang ist das die SVS. Nach dem dritten Folgetag teilen Sie Ihrem/r Testpartner/in jeweils mit, ob sich durch den Test Ihre Symptome verschlechtert haben und geben ihm oder ihr das ausgefüllte Symptommerkblatt. Die Auswertung eines Tests erfolgt aus verfahrenstechnischen Gründen erst nach dem Ende der Wiederholung. Haben Sie eine Stufe nicht vertragen, ist der Stufentest beendet. Die Stufe, bei der Sie zuletzt waren, gilt fortan für Sie als Richtschnur.

Zusammenfassung

Im Rahmen der Strategie prüfen Sie zuerst, ob die Einschränkung Ihres Lactosekonsums Wirkung zeigt. Dazu füllen Sie ohne Diät vier Tage das Symptommerkblatt aus. Anschließend halten Sie sich für drei Wochen an die Standardmengen in den Ernährungstabellen. Geht es Ihnen nun besser, können Sie noch Ihre individuelle Empfindlichkeit bestimmen, um unnötige Einschränkungen zu vermeiden. Achten Sie dabei stets auf eine ausgewogene Ernährung.

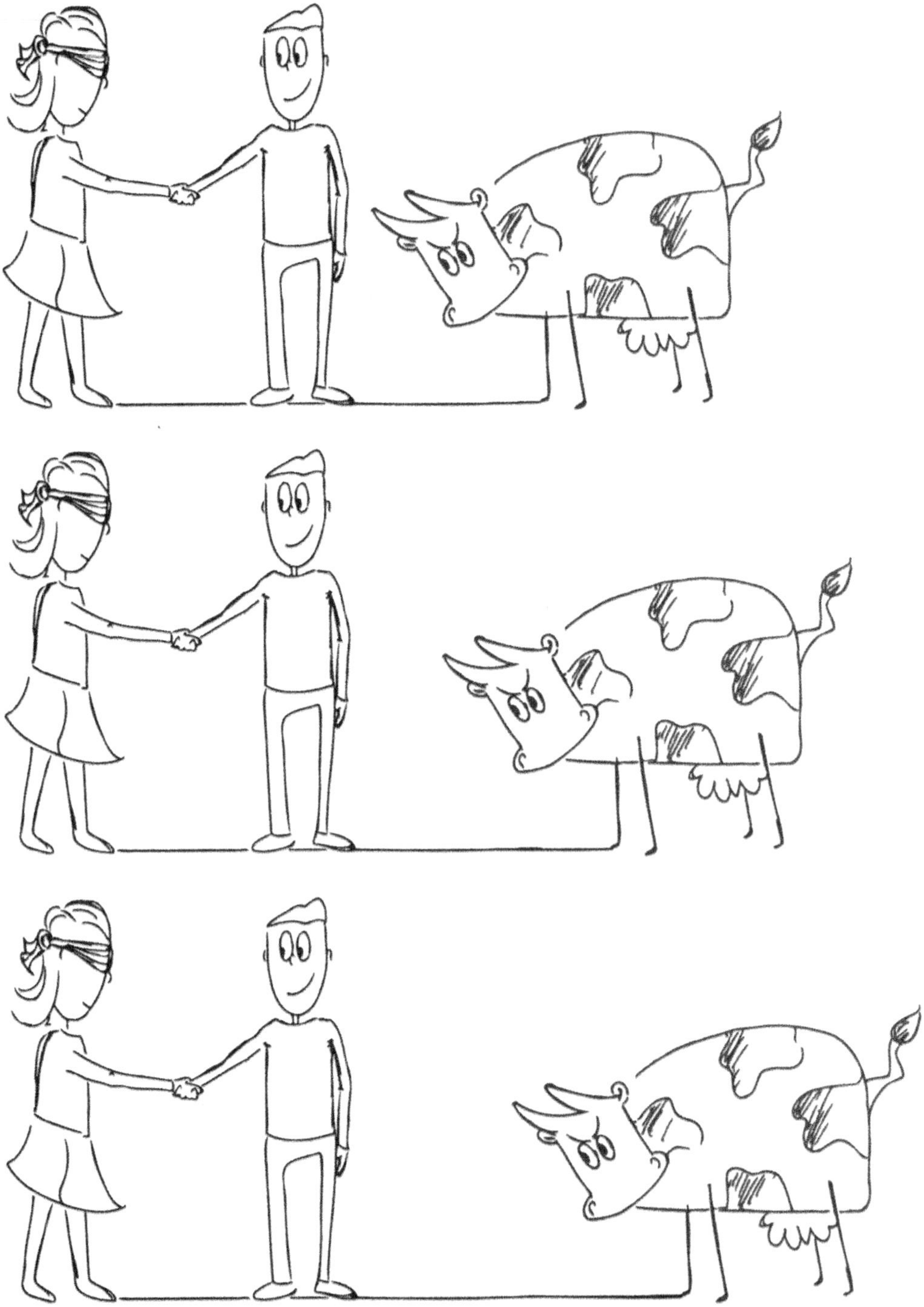

Sie haben Symptome, was tun?

Wenn Sie bei einer Testdosis so starke Symptome feststellen, dass Sie Ihrem/r Testpartner/in von einer Unverträglichkeit der Dosis berichten, trinken Sie stilles Wasser (bis zu 3 Liter Flüssigkeiten pro Tag sind in der Regel gesund) und gehen Sie spazieren, um Ihre Symptome zu lindern.

HALT: Lassen Sie zur Verfahrenssicherheit die folgenden drei Textseiten nur Ihre/n Testpartner/in lesen! Hier wird erklärt, wie bestimmte Reaktionen Ihrerseits zu interpretieren sind, von denen das Ergebnis abhängt. Wenn Sie davon wissen, ändern Sie möglicherweise Ihr Verhalten, was das Ergebnis verfälschen würde. Lesen Sie erst auf Seite 56 weiter, um zu erfahren, wie es nach dem Test weitergeht. Um Ihnen das Spicken zu erschweren, sind die Partnerseiten von je vier Leerseiten umschlossen. Blättern Sie einfach über die Stelle hinweg!

Sie haben schon immer gern gespickt und können nicht für Ihre Integrität garantieren? Dann schlagen Sie das Buch lieber gleich ganz hinten auf und blättern Sie zurück, bis Sie zu Seite 56 gelangen. So kommen Sie gar nicht erst in Versuchung!

Die **Anweisungen** für Ihre/n **Testpartner/in** folgen auf **Seite 56**. Als **Leser** des Buches sollten Sie diese **ungelesen** lassen, um ein **besseres Testergebnis** zu erzielen. **Schlagen** Sie daher eine Seite auf, die deutlich weiter **hinten** liegt und **blättern** Sie dann **zurück** auf **Seite 56**.

Die **Anweisungen** für Ihre/n **Testpartner/in** folgen auf **Seite 56**. Als **Leser** des Buches sollten Sie diese **ungelesen** lassen, um ein **besseres Testergebnis** zu erzielen. **Schlagen** Sie daher eine Seite auf, die deutlich weiter **hinten** liegt und **blättern** Sie dann **zurück** auf **Seite 56**.

Die **Anweisungen** für Ihre/n **Testpartner/in** folgen auf **Seite 56**. Als **Leser** des Buches sollten Sie diese **ungelesen** lassen, um ein **besseres Testergebnis** zu erzielen. **Schlagen** Sie daher eine Seite auf, die deutlich weiter **hinten** liegt und **blättern** Sie dann **zurück** auf **Seite 56**.

Die **Anweisungen** für Ihre/n **Testpartner/in** folgen auf **Seite 56**. Als **Leser** des Buches sollten Sie diese **ungelesen** lassen, um ein **besseres Testergebnis** zu erzielen. **Schlagen** Sie daher eine Seite auf, die deutlich weiter **hinten** liegt und **blättern** Sie dann **zurück** auf **Seite 56**.

Ihre Hilfe ist gefragt! Anweisungen für Testpartner/innen:

Sie sind gar nicht der/die Testpartner/in, sondern der/die Betroffene? Dann bekommen Sie hiermit einen Eintrag ins Klassenbuch! Diese Zeilen sind nicht für Sie bestimmt, blättern Sie endlich weiter bis Seite 68!

Nun sind wir unter uns. Ihr/e Freund/in hat eine nachgewiesene Lactoseintoleranz und möchte nun herausfinden, wie viel er/sie von dem Lebensmittelinhaltsstoff tatsächlich verträgt. Leider kommt es bei dem erforderlichen Test oft zu einem Schein-(Placebo-)Effekt. Sie spielen als Testpartner/in eine wichtige Rolle dabei, einen Fehlbefund zu verhindern. Sie bereiten dazu für jede Verträglichkeitsstufe zwei Mal die Testlösung vor, wobei jeder Test etwa eine Woche dauert. An einem der beiden Tage verabreichen Sie dabei eine Placebo-(Schein-)Mixtur anstelle der echten. Ihr/e Freund/in weiß, dass jede Lösung zweimal verabreicht werden sollte, um zufällige Abweichungen auszuschließen, er oder sie weiß aber nichts von der Scheinlösung. WICHTIG: Nehmen Sie das Wort Placebo nicht in den Mund, bis die endgültige Stufe feststeht und Sie die Ergebnisse miteinander besprochen haben! Es kann sein, dass Ihr/e Freund/in noch präzisere Ergebnisse erhalten möchte und für den Fall ist Ihre Verschwiegenheit bis zum Ende der Abschlussbesprechung nötig. Zwischen zwei Testtagen liegen immer mindestens drei Beobachtungstage. Wer nicht abkürzen möchte, hat sogar sechs Tage zwischen der Verabreichung der Testlösungen. Um die Testlösungen zu verabreichen brauchen Sie: einen Messbecher, eine Briefwaage und drei 0,5-Liter-Fläschchen sowie die folgenden Testsubstanzen: 1 l fettarme Kuhmilch ohne Zusatzstoffe, 1 l lactosebefreite Kuhmilch (bitte keine Soja- oder Reismilch) und Vanille-Extrakt.

Den Vanille-Extrakt können Sie online beziehen. Die für die einzelnen Tests nötigen Mengen können Sie auch vom Apotheker abwiegen lassen. Nun richten Sie sich nach den Tabellen auf den kommenden Seiten. Für die ersten beiden Tests beginnen Sie also mit Stufe 1. Notieren Sie sich jeweils vor dem Wiederholungstest das Ergebnis und ob Sie zuerst den Schein- oder Echtmix ausgehändigt haben. Bitten Sie Ihre/n Freund/in um das Symptommerkblatt des Tests und vermerken Sie darauf, welchen Mix Sie verabreicht haben – natürlich so, dass man es nicht auf einen Blick durchschaut. Sie könnten zum Beispiel ein T für EchTer Mix schreiben und ein X für ScheinmiX. Idealerweise bitten Sie Ihre/n Freund/in um das Symptommerkblatt des Tests und schreiben darauf neben dem Ergebnis T für EchTer Mix oder X für ScheinmiX. Sofern Ihr/e Freund/in die digitale Version nutzt, drucken Sie sich jeweils das Blatt aus. Bewahren Sie alle Blätter für die Abschlussbesprechung auf. Ist in der Tabelle auf Seite 51 ein *K*-Wert angegeben, berechnen Sie (oder Ihr/e

Freund/in) den *L*-Wert, siehe Zeile *L* auf Seite 31. Ist der *L*-Wert gleich groß oder größer als der *K*-Wert, hat die Stufentestmenge Beschwerden ausgelöst. An einem der beiden Testtage einer Stufe händigen Sie am Vorabend drei Fläschchen mit der echten Substanz aus, am anderen drei Fläschchen mit der Scheinsubstanz. Zum Frühstück, Mittag- und Abendessen trinkt Ihr/e Freund/in je ein Fläschchen. Normalerweise beginnen Sie die Tests mit der Stufe 2. Sprechen Sie allerdings vorher mit Ihrem/r Freund/in, ob er/sie sich standardmäßig an die Stufe-1-Menge hält, bzw. schauen Sie auf S. 51 nach. Das konkrete Vorgehen können Sie dem Ablaufdiagramm auf S. 69 entnehmen. Die Mixturen der Stufen stehen in den folgenden Erläuterungen und Tabellen.

Hinweis für den Fall, dass Sie den **Test ohne Testpartner** durchführen müssen: Bereiten Sie am Abend vor dem Test die gesamte Tagesmenge der echten und der Scheinmischung jeweils in einer gleichaussehenden 1-Liter-PET-Flasche mit undurchsichtigem Plastiklabel (gemeint ist die Folie, auf der der Name des Getränks steht) vor. Achten Sie bitte bei der Verwendung von Milch darauf, dass sie noch wenigstens zwei Wochen haltbar ist. Nun schreiben Sie mit Bleistift auf einen farbigen Handzettel Scheinmix, knicken ihn zweimal zu einem kleinen Quadrat und schieben ihn hinter das Plastiklabel der Flasche mit dem Scheinmix. Danach kleben Sie den Rand des Labels rundherum oben und unten mit Tesafilm ab. Entsprechend verfahren Sie auch mit dem Echtmix, wobei der Handzettel die gleiche Farbe haben sollte. Danach legen Sie beide Flaschen in einen undurchsichtigen Karton, der länger, breiter und höher als die Flaschen ist. Dann kleben Sie diesen zu und drehen ihn zehn Mal um die eigene Achse, als handele es sich um ein Rad. Damit haben Sie Ihre Selbstüberlistung erfolgreich eingeleitet: Ab in den Kühlschrank mit den Flaschen! Am nächsten Morgen nehmen Sie eine der Flaschen heraus, hauen sich selbst auf die Finger, wenn Sie sich dabei ertappen, hinter die Etiketten spitzeln zu wollen, markieren die ausgewählte Flasche mit einem Kreuz und trinken jeweils morgens, mittags und abends ein Drittel der Mixtur. Auf dem Symptommerkblatt des Tests machen Sie ebenfalls ein Kreuz. Nach den drei Beobachtungstagen wiederholen Sie den Test mit der anderen Flasche. Nein, auch diesmal dürfen Sie nicht am Etikett herumpulen! Sie müssen schon abwarten, bis auch die Beobachtungstage des zweiten Tests um sind. Sind diese vorbei? Dann dürfen Sie endlich das Etikett ablösen, die Zettel entnehmen und prüfen, wie Ihnen der Echtmix im Vergleich zum Scheinmix bekommen ist.

In der **linken Spalte** wird in der Reihenfolge der **Stufen** die **Gesamtmenge** der Substanzen **pro Tag** angegeben, da es leichter für Sie ist, die **Tagesmenge auf einmal zu mixen** und **danach** auf die **drei Fläschchen zu verteilen**. In den beiden Spalten rechts davon steht die Menge pro Fläschchen für die Schein-/Echtsubstanz.

Lactosestufentestrezept: Erforderlich: 1 l fettarme Milch, 1 l lactosefreie Milch, 2 TL Vanille-Extrakt: Um Geschmacksabweichungen der lactosebefreiten Kuhmilch zu verdecken, fügen Sie der normalen und der lactosebefreiten Kuhmilch etwas Vanille-Extrakt bei.

Stufe, Lactose pro Flasche und Gesamtmengen pro Tag	Echtmix 3 Fläschchen mit je	Scheinmix 3 Fläschchen mit je
Stufe 1: (3 g/MZ) pro Tag 180 ml Milch und 3 Tropfen Vanille-Extrakt	4 EL (60 ml) Milch 1 Tropfen Vanille-Extrakt	4 EL lactosefreie Milch 1 Tropfen Vanille-Extrakt
Stufe 2: (6 g/MZ) pro Tag 360 ml Milch und 6 Tropfen Vanille-Extrakt	120 ml Milch 2 Tropfen Vanille-Extrakt	120 ml lactosefreie Milch 2 Tropfen Vanille-Extrakt
Stufe 3: (9 g/MZ) pro Tag 540 ml Milch und 9 Tropfen Vanille-Extrakt	180 ml Milch 3 Tropfen Vanille-Extrakt	180 ml lactosefreie Milch 3 Tropfen Vanille-Extrakt

Es gibt nach jedem Test drei mögliche Fälle:

Fall 1: Weder beim Schein- noch beim Echtmix haben sich die Symptome verschlechtert. Ihr/e Freund/in hat also die Menge Lactose vertragen und er/sie kann auf der nächsten Stufe getestet werden. Dies teilen Sie ihr/ihm mit.

Fall 2: Die Symptome haben sich nur beim Echtmix verschlechtert, das heißt, Ihr/e Freund/in hat eine Intoleranz gegenüber der Menge: Die Testreihe ist beendet. Das Ergebnis teilen Sie ihr/ihm mit.

Fall 3: Die Symptome haben sich bei der Scheinmischung verschlechtert, unabhängig davon, was bei der echten Mischung passiert ist. In diesem Fall wiederholen Sie den Test mit gleicher Menge, beginnend mit dem Scheinmix, sagen aber, dass Sie die Menge halbiert hätten. Bitten Sie außerdem während der Wiederholung um das Führen eines Ernährungstagebuchs. Wird der Scheinmix wieder nicht vertragen, brechen Sie den Test ab. Weisen Sie dann beim Abschlussgespräch auf die Ungültigkeit wegen der Symptome beim Placebotest hin. Ihr/e Freund/in kann dann im Ernährungstagebuch prüfen, ob er/sie ungewollt ungewollt während des Testzeitraums Lactose zu sich genommen hat und den Test ggf. wiederholen.

Nur, wenn er/sie dies tut, beginnen Sie die Tests mit Stufe 1. Beginnen Sie mit dem Stufe-2-Test und hat Ihr/e Freund/in den Echtmix der Stufe 2 vertragen, teilen Sie ihm/ihr dies bitte mit. Fortan gelten für ihn/sie die mittleren Portionsangaben in der vorletzten Spalte der Ernährungstabellen. Sie können nun mit dem Stufe-3-Test fortfahren: An den Tagen um den Testtag herum gelten nun die Mengen der Stufe 2 als Grenze, während am Testtag selbst die Lösung der Stufe 3 gegeben wird. Wird der Echtmix beim Stufe-2-Test nicht vertragen, ist der Test beendet und für Ihre/n Freund/in gilt weiterhin die Standardmenge in den Ernährungstabellen.

Herzlichen Dank für Ihre Unterstützung! Auch wenn es Sie Überwindung kosten dürfte, Ihre/n Freund/in absichtlich hinters Licht zu führen … Ach, das tut es gar nicht? Dann genießen Sie die Schwindelei aus gutem Grund!

Die **Anweisungen** für Ihre/n **Testpartner/in** beginnen auf **Seite 56**. Als **Leser** des Buches sollten Sie diese **ungelesen lassen**, um ein **besseres Testergebnis** zu erzielen. Ab Seite 56 geht es weiter.

Die **Anweisungen** für Ihre/n **Testpartner/in** beginnen auf **Seite 56**. Als **Leser** des Buches sollten Sie diese **ungelesen lassen,** um ein **besseres Testergebnis** zu erzielen. Ab Seite 56 geht es weiter.

Die **Anweisungen** für Ihre/n **Testpartner/in** beginnen auf **Seite 56**. Als **Leser** des Buches sollten Sie diese **ungelesen lassen,** um ein **besseres Testergebnis** zu erzielen. Ab Seite 56 geht es weiter.

Die **Anweisungen** für Ihre/n **Testpartner/in** beginnen auf **Seite 56**. Als **Leser** des Buches sollten Sie diese **ungelesen lassen,** um ein **besseres Testergebnis** zu erzielen.

2.2.5 Symptomgerichteter Testablauf

Dem folgenden Ablaufschema können Sie entnehmen, was der jeweils nächste Schritt in Abhängigkeit von Ihrer Reaktion auf die Testmenge ist. Sie beginnen den Test gewöhnlich mit der VS 2 und fahren nur dann, nach der Wiederholung, mit dem Test für VS 3 fort, wenn Sie die VS 2-Menge vertragen haben. Vertrugen Sie VS 2-Menge nicht, ist der Stufentest beendet und es gilt für Sie weiterhin die Standardverträglichkeitsstufe (SVS), VS 1, und damit die Standardmenge für Menschen mit einer Lactoseintoleranz in den Ernährungstabellen, siehe Kapitel 3. Es gilt also: Die nächstniedrigere VS trifft für Sie zu, sobald Sie bei einem VS Test in der genannten Reihenfolge Beschwerden haben. Der Beginn mit VS 1 ist nur dann nötig, wenn Sie sich bei der Einführungsdiät an die VS 0 anstelle der VS 1 gehalten haben (und dies zu einer Linderung Ihrer Symptome geführt hat). Ist dem so, und vertragen Sie beim VS 1-Test die Menge nicht, gilt für Sie weiterhin die VS 0, ansonsten können Sie mit dem VS 2-Test fortfahren. Haben Sie bei der Einführungsdiät die VS 1 nicht vertragen, aber eine Linderung Ihrer Symptome beim Einhalten der VS 0-Portionen gespürt, halten Sie sich an die VS 0. Ein Stufentest kommt dann nicht in Frage.

Das Ablaufschema

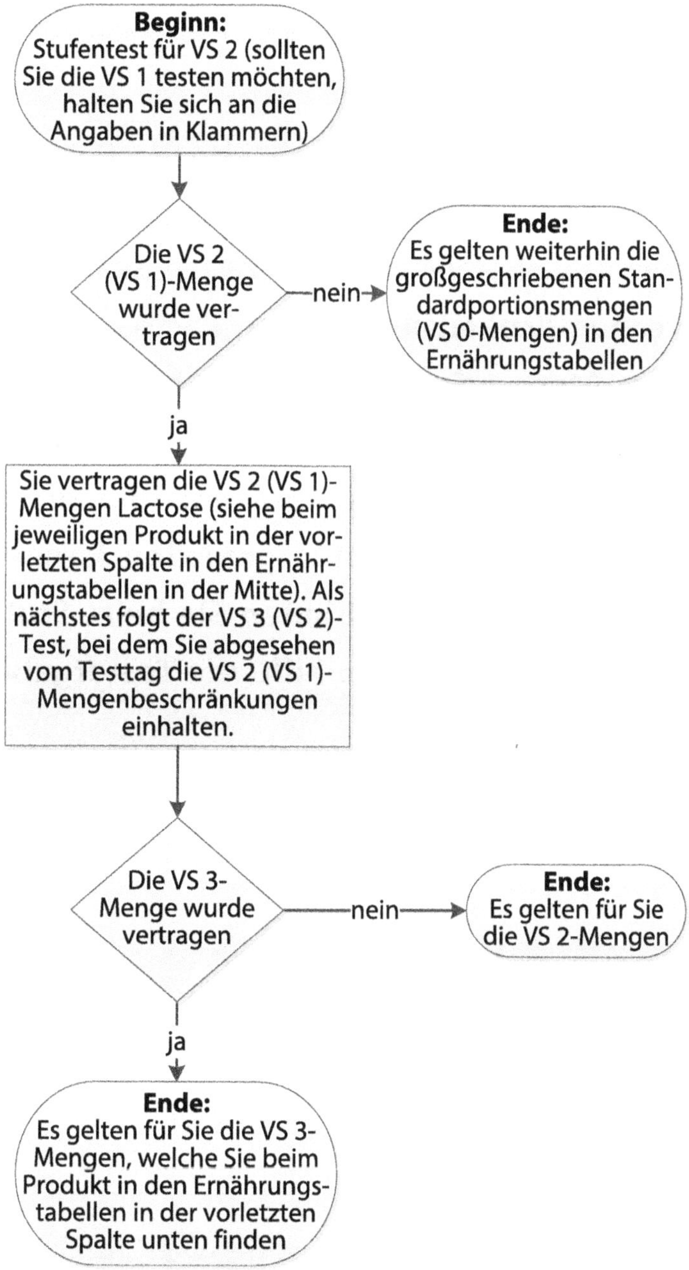

Alle Anweisungen beruhen auf der Annahme, dass Sie den Stufentest bis zum Ende durchführen möchten, was Sie nicht müssen. Vielleicht genügt es Ihnen, zu wissen, ob Sie die VS 2-Portionen vertragen. Hören Sie ggf. einfach nach dem VS 2-Test auf. Vertragen Sie mehr als die Standardmenge, sollten Sie zum Schluss auf S. 112 Ihre VS notieren. Achtung: Während des Stufentests dürfen keine der zum jeweiligen Zeitpunkt geltenden VS überschritten werden, da das Ergebnis ansonsten verfälscht wird. Sollte es dazu kommen, müssen Sie den Test leider wiederholen.

Zusammenfassung

Nicht alle Betroffenen vertragen ausschließlich die Standard-verträg-lichkeitsmenge von Lactose. Klären Sie zuerst in einem Atem- oder Ersatztest, ob bei Ihnen überhaupt eine Lactoseintoleranz vorliegt und bestimmen Sie dann im hier beschriebenen Stufentest die individuelle Grenze, bis zu der Sie lactosehaltige Produkte genießen können, ohne Beschwerden zu bekommen. Binden Sie beim Stufentest eine andere Person ein, die Ihnen hilft, die Testergebnisse zu objektivieren.

2.3 Allgemeine Tipps zur Diät

2.3.1 Gute Gründe für Ihr Durchhalten

Nehmen wir an, einer Ihrer besten Freunde fährt für zwei Wochen in den Urlaub. Für diese Zeit überlässt er Ihnen seinen geliebten Labrador-Retriever *Benno* und gibt Ihnen einige Hinweise zur Ernährung des Hundes, welcher eine Intoleranz gegenüber einem Inhaltsstoff von manchen Hundefuttern hat. Am Ende der ersten Woche geht Ihnen das Futter aus. Sie haben es sich aber gerade schon auf der Couch gemütlich gemacht und hatten eigentlich nicht vor, das Haus noch einmal zu verlassen. Ihnen fällt ein, dass Sie noch einen Rest von dem Hundefutter im Keller haben, das Sie immer dem quadratischen Hund der Tante füttern, wenn dieser bei Ihnen ist. Wenn Sie *Benno* davon geben, würde Ihnen das eine Stunde Fahrt zum Fachgeschäft und zurück ersparen, Sie könnten es sich weiterhin gemütlich machen und außerdem regnet es draußen. Ärgerlicherweise enthält das Futter für Tantchens Hund den besagten Inhaltsstoff. Anders als der quietschfidele Werbehund auf der Packung würde *Benno* sich nach dem Verzehr schon bald vor Schmerzen krümmen. Vielleicht sehen Sie im Geiste nun Ihre Tante vor sich, deren Hund auch nach dem Genuss einer ganzen Sahnetorte noch nicht schlecht wird. „Papperlapapp!", ruft sie. „Hunde vertragen alles! Das mit der Intoleranz ist doch Schnickschnack, der Hund soll fressen und nicht pupsen!"

Wo sehen Sie sich in diesem Moment? Zurück auf der Couch oder im Regen auf dem Weg zum Fachgeschäft? Nun bin ich beruhigt. Der Hund Ihres Freundes ist es Ihnen also wert, dass Sie Zeit und Geld investieren und bedacht handeln. Wenn es Ihnen einmal schwerfällt, Ihre Ernährungsumstellung durchzuhalten, denken Sie an den glücklichen *Benno* und schicken Sie den quadratischen Schweinehund der Tante nach Hause!

In Anbetracht der positiven Folgen für Ihr Wohlbefinden lohnt es sich, Verantwortung für Ihre Ernährung zu übernehmen und Ihrem Körper Respekt zu zollen. Ihr Körper ist ein Teil von Ihnen. Wie auch Vegetarier zu sich und ihrer Entscheidung stehen, stehen Sie zu Ihrer Diät und Ihrem Körper. Seien Sie Sie selbst! Es geht weniger darum, fehlerfrei zu beginnen, sondern vielmehr darum, überhaupt anzufangen und es täglich ein klein wenig besser zu machen. Den nötigen Mut haben Sie und die nötige Disziplin bringt *Benno*. Ihr Ziel sollte es sein, Ihre Ernährung Tag für Tag, Lebensmittel für Lebensmittel, so umzustellen, dass Sie ein weitgehend beschwerdefreies Leben führen. Aller Anfang ist schwer, doch sobald Sie die Anfangsschwierigkeiten erst einmal gemeistert haben, werden Sie merken, wie sehr es sich für Sie lohnt, und diese zusätzliche Motivation wird die Umstellung noch leichter machen.

Der erste Schritt dorthin ist, dass Sie Ihre Ernährungsumstellung mit dem verknüpfen, was Ihnen in Ihrem Leben am wichtigsten ist: Egal, an was Sie jetzt spontan denken: Sie werden es mit mehr Energie und größerem Wohlbefinden genießen können, wenn Ihre Ernährung auf Ihre Bedürfnisse abgestimmt ist. Das glauben Sie mir nicht? Dann stellen Sie sich *Benno* noch einmal vor: Der Retriever schleicht durch das Haus, pupst müde vor dem Fenster, wenn eine Katze vorbeiläuft, rollt sich dann von einem Bauchkrampf gequält im Hundekorb zusammen und verflucht im Geiste die Tante, die ihm dieses Dosenfutter beschert hat. Erkennen Sie sich wieder? Wie wäre es so? Der Retriever schleicht durch das Haus, pirscht sich an das offene Fenster heran, hält inne und sieht einen vermeintlichen Einbrecher in Gelb, der sich am Briefkasten zu schaffen macht: Zack! Auf die Straße und hinterher! Energie pur!

Was lässt Ihren Jagdinstinkt erwachen? Was ist Ihre Herzensangelegenheit? Tanken Sie mit der richtigen Ernährung Kraft und legen Sie los! Wenn Sie Zweifel haben, ob Sie Ihre Ziele erreichen können, überwinden Sie diese: Stellen Sie sich vor, dass Sie es bereits geschafft haben. Wie? Schneiden Sie das voranstehende Faltschildchen aus und stellen Sie es an einen Platz, an dem Sie es täglich sehen können. Sie können auch ein Bild von sich auf den Smiley kleben. Denken Sie daran: Dinge, mit denen wir uns täglich umgeben, prägen uns – zum Guten wie zum Schlechten hin. Ziehen Sie aus dem Blick auf dieses kleine Schild jeden Tag die Aufmunterung, Ihre Ernährung zu verbessern!

Stephen William Hawking lässt sich von seiner Muskelschwäche nicht abhalten, herausragende Arbeiten im Dienste der Wissenschaft zu erbringen. Wieso? Weil er das tut, was ihm eine Herzensangelegenheit ist und weil er eine positive Lebenseinstellung hat.

Wenn es um eine Herzensangelegenheit geht, sucht man keine Ausflüchte, man redet sich nicht heraus. Das Einzige, was man verfolgt, ist das Ziel und die einzige Frage, die einen umtreibt, ist die, wie man es erreicht. Dafür gibt es zahlreiche Beispiele im Sport. *Melissa Stockwell* erzielte trotz eines verlorenen Beins und *Gerd Schönfelder* trotz eines verlorenen Arms sportliche Spitzenleistungen. Der Sport ist für diese beiden Menschen und für viele andere eine Herzensangelegenheit und sie finden Lösungen, um sich darin zu verwirklichen, auch wenn äußere Bedingungen ungünstig erscheinen.

Was ist Ihre Herzensangelegenheit? Schreiben Sie sie auf. Machen Sie sich dann klar, dass eine symptommildernde Ernährung Ihrer Herzensangelegenheit zugutekommt. Erklären Sie diese Ernährung zu einem Teil Ihres Lebens und dann sprinten Sie los!

Iss *klüger*
Leb glück*licher*
www.Laxiba.de

Iss *klüger*
Leb glück*licher*
www.Laxiba.de

2.3.2 Essenszeiten

Wann und wie oft Sie bei diesem Sprint zum Essen innehalten, hat übrigens ebenfalls Einfluss auf Ihre Verdauung. Und wer könnte sich damit wohl besser auskennen als Sportler? Bei ihnen kommt es ja in besonderer Weise auf eine optimale Energieversorgung an. Eine Analyse kanadischer Elitesportler ergab, dass unter ihnen 97 % mindestens drei Mal am Tag essen. 57 % nehmen außerdem vormittags einen Snack zu sich, 71 % essen noch eine Kleinigkeit am Nachmittag und 58 % snacken auch abends noch einmal. Es gibt darüber hinaus Hinweise, dass feste Essenszeiten sich positiv auf das Herz-Kreislaufsystem auswirken. Zudem zeigt eine Studie mit über 4 500 Kindern, dass das Risiko, an Übergewicht zu leiden, bei Kindern deutlich abnimmt, je häufiger am Tag sie etwas essen. Klingt absurd? Befragen Sie doch einmal den gehetzten Briefträger, ob er sich traut *Bennos* Herrchen Post zu bringen, wenn er sich zum Mittagessen ein gravitativ nachteiliges Gericht gönnt.

2.3.3 Essen außer Haus

Zuhause ist eine lactosearme Ernährung vergleichsweise einfach umzusetzen, doch wie steht es beim Essen außer Haus? Bitte haben Sie Verständnis dafür, dass eine Restaurantbedienung regelmäßig keine ausreichende ernährungswissenschaftliche Ausbildung hat, um Ihnen zu jedem Gericht zuverlässig die Inhaltsstoffe zu nennen. Bei einigen Produkten können Sie auch außer Haus bedenkenlos zugreifen wie etwa bei Blattsalaten mit Essig, Öl, Salz, Pfeffer und Oregano als Dressing, aber auch Eier, Fisch oder Fleisch ohne Panade und Soße, Kartoffeln, Kiwis, Orangen, Pesto Verde, Reis, Tomaten, Tomatensoße oder Tortillas sollten Ihnen keine Probleme bereiten. Bei Fertigsoßen müssen Sie teilweise vorsichtig sein, da hier häufig Lactose enthalten ist. Doch wie steht es mit Menüs? Sind Sie schon einmal in ein Restaurant gegangen und haben sich beim Betrachten der Karte überlegt, wie Sie die einzelnen Komponenten am liebsten für sich passend zusammenstellen würden? Zum Beispiel ein schönes Stück Fleisch mit Blattsalaten und Salzkartoffeln statt mit Rahmgemüse und Kartoffelpüree? Das Gute ist, die meisten Restaurants ermöglichen Ihnen eine solche individuelle Zusammenstellung, wenn Sie den Mut haben, danach zu fragen. Ebenso können Sie offen auf Ihren Gastgeber zugehen, wenn Sie zum Essen eingeladen werden. Geben Sie dem Gastgeber zum Beispiel eine Liste verträglicher Produkte, wie Sie sie in Kapitel 2.5 finden. Verschicken Sie sie mit einem Anschreiben wie diesem:

„Liebe/r [Name der/des Gastgeber/in],
über [Ihre/Deine] Einladung zum [Anlass der Einladung, z. B. Dinner] habe ich mich sehr gefreut und sage gern zu. Wenn [Sie/Du] einige der in der beigefügten Tabelle genannten Lebensmittel getrennt von anderen Gerichten zubereiten [können/kannst], kommt mir das sehr entgegen, weil ich eine Unverträglichkeit habe.
Vielen Dank und bis bald,
[Ihr Name]"

Die Liste sicherer Produkte macht es auch dem Mitarbeiter eines Restaurants leichter, ein verträgliches Menü für Sie zusammenzustellen. Da eine Menüanpassung bei Schnellrestaurants häufig nicht möglich ist, finden Sie die Produkte von vielen Fast-Food-Ketten in den Ernährungstabellen wieder: Hier können Sie ablesen, welche Portionsgrößen Sie dort jeweils wählen müssen, um keine Beschwerden zu bekommen. Haben Sie dieses Buch in Reichweite, sind Sie auf der sicheren Seite. Vermutlich schleppen Sie es aber nicht überall hin mit. In Kapitel 2.4 finden Sie eine Übersicht im Scheckkartenformat, die Ihnen die verträglichen Portionsmengen einiger zentraler Produkte bei einer Lactoseintoleranz auch unterwegs verrät. Diese passt gut ins Portemonnaie und ist so überall dabei.

2.3.4 Fertiggerichte

Leider wird vielen Fertiggerichten Lactose zugesetzt, in anderen ist sie bereits durch die natürlichen Zutaten enthalten. Es lohnt sich daher, die Produkte anhand des Handzettels bzw. der Ernährungstabellen vor dem Verzehr zu prüfen. Glücklicherweise muss Lactose hierzulande in den Inhaltsstoffen ausgewiesen werden, sodass Ihnen auch ein Blick aufs Kleingedruckte auf der Packung Aufschluss geben kann.

2.3.5 Medikamente

Alles, was Sie in den Mund nehmen und Lactose enthält, kann Beschwerden verursachen. Welche Inhaltsstoffe in welchen Medikamenten sind, kann Ihnen Ihr Apotheker am besten erklären. Für viele Medikamente, in denen Lactose enthalten ist, gibt es lactosefreie Alternativen. Beispiele sind Alcon® Dexa-Polyspectran Augen- und Ohrentropfen, *Artelac Splash® MDO* Augentropfen, *essex pharma® SULMYCIN®* Nasensalbe, *Hexal® Citirizin®* Filmtabletten (gegen Heuschnupfen), *Immodium akut®* sowie *Perenterol® forte* Kapseln gegen Durchfall, *Mucosolvan®* Retardkapseln als Schleimlöser, *Sinupret®* Tropfen bei verstopften Stirnhöhlen, *tetesept®* Meerwasser Nasen-Spray *Care* und *Vividrin® akut* Nasenspray bei Heuschnupfen.

Die Verwendung von Medikamenten mit Lactose sollten Sie entsprechend Ihrer Verträglichkeit erwägen. Die Standardverträglichkeit liegt ja bei 3 g Lactose pro Mahlzeit, die der Verträglichkeitsstufe 2 bei 6 g und die Stufe 3 bei 9 g. Hier ist es gut zu wissen, dass mittelgroße Kapseln maximal 0,58 g wiegen. Die größtmöglichen Kapseln fassen maximal 1,6 g pro Stück und Tabletten eher weniger. Mit einer Tablette oder einer Kapsel können Sie die Standardverträglichkeitsstufe also praktisch nicht überschreiten. Bei Säften entspricht ein Teelöffel etwa 5 ml=g und ein Esslöffel 5–15 ml=g. Trotz aller Recherche kann es dennoch sein, dass Sie ein Medikament nicht vertragen, aus welchen Gründen auch immer. Dann sollten Sie nach einer Alternative suchen. Im Zweifel können Sie das Symptommerkblatt natürlich auch bei der Medikamenteneinnahme hinzuziehen, um die Symptome nach der Einnahme mit denen zu vergleichen, die Sie beim Wirksamkeitstest notiert haben, also zu einem Zeitpunkt, an dem Sie auf Lactose verzichtet und das Medikament noch nicht eingenommen haben.

2.3.6 Nahrungsergänzungsmittel

Sofern Sie Nahrungsergänzungsmittel nehmen, sind z. B. die folgenden Präparate frei von Lactose: *EUNOVA®* Multi-Vitalstoffe Langzeit Kapseln, *revoMed®* Vitamin B Komplex Kapseln und *revoMed®* Vitamin B12 Tabletten. Der Nutzen von Multivitamintabletten konnte in einer Langzeitstudie nicht belegt werden. Sollten Sie sie dennoch schlucken, achten Sie darauf, von bestimmten Vitaminen nicht zu viel einzunehmen. Neben Vitamin B_3 und B_6 können auch die Vitamine E, D, K und A bei einer Überdosierung zu Vergiftungserscheinungen führen. Es empfiehlt sich daher, Ihre Vitamineinnahme zunächst mit Ihrem Arzt zu besprechen. Eine Strategie, um eine Überdosierung für die genannten Vitamine zu vermeiden, ist, sie im Drei-Monatszyklus einzunehmen. Das heißt: drei Monate einnehmen und dann wieder drei Monate auf sie verzichten.

2.3.7 Eiweißshakes – Sportlernahrung

Es gibt unter Sportlern einen Trend zu speziellen Nahrungsmitteln, den man zum Teil durchaus als fragwürdig beurteilen kann. Beliebt sind vor allem die sogenannten Eiweißshakes oder Proteinshakes. Sofern Sie Ihren Eiweißbedarf durch die Lebensmittel decken, die ich Ihnen gleich nenne, benötigen Sie eine solche Ergänzung aber auch als Sportler nicht. In den Lebensmitteltabellen gibt es eine eigene Rubrik für diese Produkte, siehe S. 202. Der Eiweißbedarf liegt normalerweise bei 0,66 g pro kg Körpergewicht und Tag. Sie können Ihre Eiweißversorgung durch die folgenden Produkte sicherstellen, zu denen Sie in Klammern jeweils den Eiweißgehalt einer Portion finden: 85 g Fleisch (28 g), 85 g Fisch (26 g), 90 g Gartenbohnen (18 g), 150 ml Instantkaffee mit und ohne Koffein (18 g; normaler Espresso hat hingegen nur 0,3 g!), 200 ml Vollmilch mit Vitamin-D-Zusatz (15 g), 200 ml Vollmilch/fettarme Milch ohne Zusätze (6 g), 140 g Pasta (15 g), 90 g Sojabohnen (14 g), 85 g Mais oder Wildreis (12 g), ein mittelgroßes Ei (7,5 g), 90 g Linsen (8 g), 25 g Nüsse, besonders Erdnüsse, Erdnussbutter oder Mandeln (5 g), eine Scheibe Vollkornweizenbrot (5 g), 110 g Kartoffeln (4 g), 25 g Käse (4 g), eine Scheibe Reisbrot (3,5 g), 30 g Cerealien (3 g), 24 g Reiskleie (3 g), 25 g dunkle Schokolade (2 g) und 50 g Couscous (1,5 g). Wie Sie merken, ist die Eiweißversorgung vergleichsweise einfach zu bewerkstelligen!

2.3.8 Butter bei die Fische?

Fisch und Fleisch sind von Natur aus lactosefrei. Aufpassen müssen Sie aber mit Fisch- und Fleischgerichten, die mit Panade, Butter oder Soße zubereitet werden sowie bei Produkten, bei denen der Fisch oder das Fleisch zermahlen wurden, wie es z. B. bei Brat-, Fleisch- und Leberwurst oder bei Fischfrikadellen geschieht: Diese können Lactose enthalten. Dies wird auf den Verpackungen angegeben. Die verträglichen Portionen können Sie dem Kapitel 3.5.5 – Lactoseverstecke entnehmen.

2.3.9 Maßnahmen für Nachhaltigkeit

Kennen Sie diesen Effekt auch? Voller Motivation und Begeisterung stürzt man sich in eine Sache, von der man überzeugt ist. Man rennt geradezu in sie hinein und genießt freudestrahlend die ersten Erfolge, die sich auch sogleich einstellen. Doch das erste Glücksgefühl verebbt und sofern nicht bald größere Erfolge die ersten übertreffen, stellt sich eine leichte Trägheit ein.

Wenn Sie Ihre Ernährung umstellen, kann es Ihnen genauso gehen. Auf Ihrer rechten Schulter sitzt das Engelchen, fordert hartnäckig, dass Sie gut zu Ihrem Körper sein und auf Ihre Ernährung achten sollen. Auf Ihrer rechten Schulter sitzt das Teufelchen und fordert ebenso hartnäckig, dass Sie gut zu *sich* sein und sich bloß nicht anstrengen sollen. Dem Engelchen auf der rechten

Schulter erklären Sie vielleicht anfangs noch lautstark, dabeibleiben zu wollen, auch wenn es anstrengend wird, doch das Teufelchen auf der linken Schulter reibt sich schon vorfreudig die Hände. Tatsächlich wird der Weg nach den ersten Metern steiler. Viele lassen die Sache dann schleifen, woraufhin die nächsten Erfolge erst recht ausbleiben und die Beschwerden zurückkehren. „Ist das nicht unfair?", heizt einem das Teufelchen dann ein, „da strengst du dich tagelang an und was ist der Lohn? Du hast dieselben Beschwerden wie vorher. Lass es lieber gleich bleiben." Das Engelchen hat sich vielleicht in der Zwischenzeit heiser geschrien und zuckt nur noch ermattet die Schultern. „Sorry, aber ich habe alles versucht", entschuldigt man sich dann und versucht, das breit grinsende Teufelchen dabei wenigstens nicht anzuschauen.

Tatsächlich ist es ein Trugschluss, zu glauben, dass es einfacher wäre, sich mit den Beschwerden zu arrangieren als mit einer bewussten Ernährung dagegen vorzugehen. Wie ist das bei Ihnen? Haben Sie sich schon dabei ertappt, am liebsten alles hinzuschmeißen? Dann schicken Sie das Teufelchen auf Ihrer Schulter in die Wüste!

Eines verspreche ich Ihnen: Wenn Sie Ihre Ernährung auf Ihre Intoleranz abstimmen, werden Sie mehr Lebensenergie und mehr Lebensfreude haben. Und sobald Sie ein Stück dieses Weges erfolgreich gemeistert haben, werden Sie feststellen, dass sich ein Gewöhnungseffekt einstellt, der Ihnen hilft, auf genau diesem Weg weiterzugehen. Das hat das Teufelchen nämlich geflissentlich verschwiegen: Sobald man die erste Steigung genommen hat, gewöhnt man sich daran, Lebensmittel schnell danach zu beurteilen, ob sie Lactose enthalten oder nicht, man lernt, Lactoseverstecke zu erkennen und mit Mengeneinheiten und Lactasekapseln so zu jonglieren, dass man nicht mehr lange überlegen muss. Am Anfang wird Ihnen dieses Buch bzw. der Spicknavi wertvolle Dienste leisten, später brauchen Sie für viele alltägliche Mahlzeiten auch diese Orientierungshilfe vermutlich nicht mehr, weil Sie selbst wissen, was Ihnen guttut. Sie schließen ja auch die Kühlschranktür nach jeder Entnahme, ohne jedes Mal darüber zu grübeln, ob dieser Handgriff sinnvoll ist oder Zeitverschwendung bedeutet, welche Lebensmittel zuerst verderben würden, wenn sie sie offen stehen ließen und wie hoch die Stromrechnung wäre, wenn Sie das täten.

Das Teufelchen, das Sie in die Wüste geschickt haben, springt nun im Viereck und am Ende sind Sie es, der oder die breit grinst. Sie haben die besten Argumente zum Durchhalten!

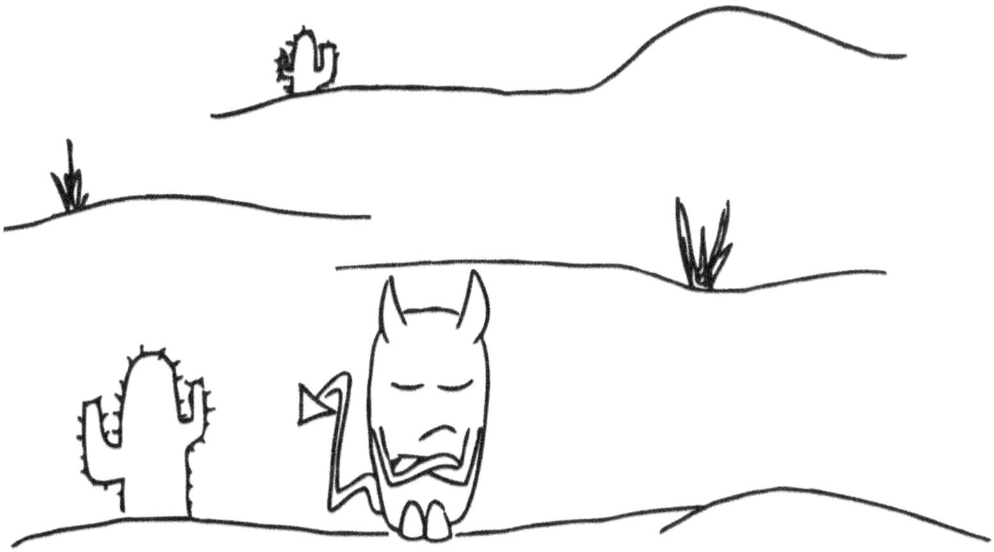

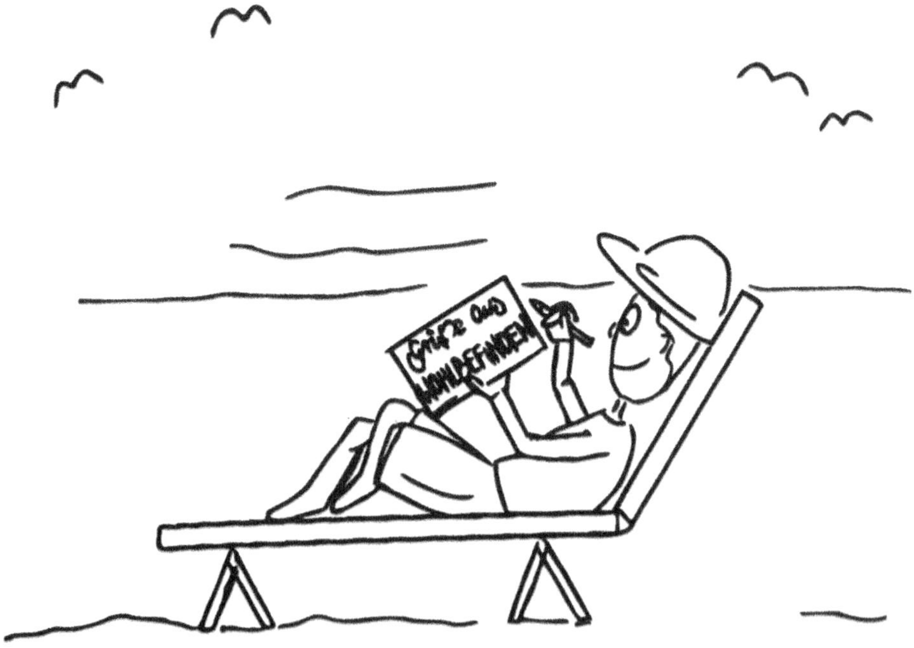
Grüße aus
WOHLBEFINDEN

Sie sind nicht sicher, ob Sie tatsächlich motiviert bleiben? Setzen Sie eine Zielvereinbarung mit sich selbst auf. Notieren Sie schriftlich, warum es sich für Sie ganz persönlich lohnt, durchzuhalten: Welches Ziel möchten Sie erreichen? Zum Beispiel so:

Zielvereinbarung (selbst aufschreiben)

Was: Verträgliche Mengen einhalten – Teufelchen in die Wüste schicken.

Wie messen: Täglich um 19:45 Uhr (als Memo mit Alarm ins Handy): Habe ich Milchprodukte gegessen und dabei die verträglichen Mengen eingehalten?

Konsequenz: Ja: Gönnen Sie sich eine kleine Belohnung. Nein: 10 Liegestütze.

Bis wann erledigen: Innerhalb von 3 Tagen damit beginnen und durchhalten, bis es sitzt.

Maßnahmen: Dieses Buch in die Küche und die Übersicht ins Portemonnaie legen; Bekannte und Freunde informieren; Motivationspunkte in der Wohnung und im Auto schaffen, diese Zielvereinbarung ausgedruckt an den Spiegel hängen.

Eine gute Möglichkeit, das Dranbleiben zu fördern, ist Ihren Partner einzuspannen. Bitten Sie ihn, Sie immer wieder zu motivieren und Ihnen zurückzuspiegeln, welche positiven Veränderungen er an Ihnen wahrnimmt. Unter *www.Laxiba.de/trainer* können Sie auch einen Trainer buchen, der Ihnen bei der Umstellung und den einzelnen Buchschritten hilft. Außerdem finden Sie hier eine Möglichkeit, sich mit anderen Betroffenen auszutauschen und sich gegenseitig zu motivieren: *www.Laxiba.de/team*.

Je lebhafter und facettenreicher Sie sich Ihr Leben nach der erfolgreichen Umstellung vorstellen, desto eher werden Sie dranbleiben und das Mögliche tun. Haben Sie an einem Tag einen Durchhänger gehabt? Schwamm drüber, machen Sie es am nächsten Tag besser! Nutzen Sie dieses Buch wie einen Kompass und korrigieren Sie Ihren Kurs wieder auf Wohlbefinden!

2.3.10 Motive der Lactoseverwendung

Warum steckt Lactose in Medikamenten oder Wurst? Mit Milch haben diese Produkte doch rein gar nichts zu tun! Die Gründe dafür sind schnell erklärt. Bei Lebensmitteln geht es darum, Geschmacksnuancen zu erzeugen, Wurst und Fleischwaren zu verdicken und Geld zu sparen. Bei Medikamenten wird

Lactose als Trägerstoff verwendet, weil das einfach ist und gut funktioniert. Es gäbe ebenso gut funktionierende Alternativen, auf die man in praktisch allen Fällen umsteigen könnte, ohne große Einbußen in Kauf nehmen zu müssen. Doch leider gibt es bisher noch keine starke Lobby gegen die Verwendung von Lactose in Lebensmitteln, in die sie eigentlich nicht hineingehört. In Kapitel 3.5.5 erfahren Sie, welche Produkte solche Lactoseverstecke sind und wie viel sie jeweils enthalten.

2.3.11 Die Diät hat positive Seiten

Sie wollen mir widersprechen, nachdem Sie die Überschrift über diesen Abschnitt gelesen haben? Viele setzen eine Intoleranz-Diät gleich mit Verzicht, Leiden und schlechter Laune. Im ursprünglichen Sinn jedoch ist mit Diät (von griechisch díaita) allgemein die „Lebensführung" oder „Lebensweise" gemeint. Sind Verzicht und schlechte Laune wirklich eine zutreffende Beschreibung der Lebensweise, die Sie sich wünschen? Na, sehen Sie. Eine Diät, wie wir sie bei Lactoseintoleranz empfehlen, hat nicht zum Ziel, Sie darben zu lassen. Ganz im Gegenteil: Sie bewirkt, dass sich Ihre Bauchbeschwerden verringern und beschert Ihnen somit mehr Lebensqualität.

Bedenken Sie: Wenn Sie auf den Lactosegehalt in Ihren Lebensmitteln achten, beschäftigen Sie sich automatisch auch mehr damit, was Sie essen. Dies führt Sie mit hoher Wahrscheinlichkeit auch insgesamt zu einer gesünderen Ernährung. Und Gesundheit ist doch eine viel nettere Zusammenfassung für Ihre Lebensweise! Die Einnahme von Lactasekapseln ist natürlich eine weitere Möglichkeit. Beides sind gangbare Wege, denn statt die Beschwerden erst auszulösen und dann medikamentös zu behandeln, z. B. mit Schmerzmitteln oder Mitteln gegen Durchfall, ist es besser, sie mit einer passenden Ernährung erst gar nicht hervorzurufen.

2.3.12 Selbsttest alternativer Auslöser

Manche Reizdarm-Betroffene berichten von Unverträglichkeitssymptomen durch Stoffe wie Aspartam, Maltodextrin oder spezifische Lebensmittel. Haben Sie eine solche Vermutung, probieren Sie doch die alternative Einführungsdiät wie in *„Der Ernährungsnavigator"* beschrieben.

Zusammenfassung

Eine gesunde, ausgewogene Ernährung, feste Essenzeiten und regelmäßige Bewegung sind nicht nur bei einer Intoleranz, sondern für alle Menschen wichtig. Auch ohne lactosehaltige Produkte können Sie Ihrem Körper relativ leicht genügend Eiweiß zuführen. Leider wird Milchzucker häufig Produkten zugesetzt, in denen es gar nicht nötig wäre. Achten Sie also besonders bei Fertiggerichten, Wurst und Medikamenten darauf, ob Lactose bei den Inhaltsstoffen aufgeführt ist. Eins vorweg, oft vertragen Sie die enthaltenen Mengen – schauen Sie in den Ernährungstabellen und auf S. 76 nach. Bleiben Sie bei Ihrer Ernährungsumstellung. Je länger Sie durchhalten, desto ein¬facher wird es, sie beizubehalten.

2.4 Der Spicknavi

Hier finden Sie Informationen zur Bestimmung lactosehaltiger Lebensmittel. Achten Sie beim Lesen der Inhaltsstoffe auf die Bezeichnung „Lactose". Asiatische, griechische, italienische und spanische Gerichte sind eher lactosearm. Fisch, andere Meerestiere, Fleisch, schwarzer Kaffee, Eier, Nüsse und Öle sind per se lactosefrei.

Unkritische Inhaltsstoffe bei einer Lactoseintoleranz		
Laktate	Kaliumlactat	Reis- und Mandelmilch
Calciumlactat	Glucono-delta-Lacton	Milchsäure
Natriumlactat	Milcheiweiß	E-Nummern: 575, 325-327

Kritische Inhaltsstoffe bei einer Lactoseintoleranz		
Lactose, Lactose	Joghurt	Molke
Butter & -reinfett	Kefir, Lassi	Milch & -pulver
Quark	Käse	Sahne

Vorsicht, Lactose ist auch enthalten in:#

- Vielen Eissorten, Schokolade und anderen Süßigkeiten
- Kaffee mit Milch, Kondensmilch, Sahne
- Manchen Cerealien
- Einigen Panaden und Soßen
- Süßen Backwaren wie Keksen, Teilchen, Kuchen und Torten
- Teilweise Würsten
- Tsatsiki

Schneiden Sie den Handzettel auf der nächsten Seite den kleinen Strichen außen folgend aus. Bitte knicken Sie ihn dann an den fett markierten Linien. Beginnen Sie mit der durchgehend gepunkteten Knicklinie. Anschließend knicken Sie ihn nochmals an der halb gestrichelten Linie. Nun können Sie ihn praktisch im Scheckkartenfach Ihrer Brieftasche aufbewahren. So haben Sie beim Ausgehen und bei Einkäufen die wichtigsten Infos jederzeit zur Hand.

Front **Spicknavi Lactoseintoleranz**

Unkritisch bei einer Lactoseintoleranz sind:

Milchsäure & Milcheiweiß	Glucono-delta-Lacton	Reis- und Mandelmilch
Calciumlactat	Kaliumlactat	Laktate
Natriumlactat	E-Nummern: 575, 325-327	

Kritisch bei einer Lactoseintoleranz sind:

Lactose, Laktose	Joghurt	Molke
Butter & -reinfett	Käse	Milch, -pulver
Kefir, Lassi	Quark	Sahne

Asiatische, italienische, spanische und griechische Gerichte sind eher lactosearm. Fisch, andere Meerestiere, Fleisch, Gemüse, schwarzer Kaffee, Eier, Nüsse und Obst sind per se lactosefrei.

Rücken

Lactose ist (häufig) enthalten in:

- Cerealien
- Kaffee mit Milch und Kakao
- Milcheis
- Milchprodukten wie Joghurt, Quark & Sahne
- Panaden und Soßen
- Süßen Backwaren wie Kekse, Kuchen, Teilchen und Torten

- Süßigkeiten, wie Schokolade
- Tsatsiki
- Würsten

LAXIBA®

Innenseite links **Lactosefreie Produkte**

Äpfel
Aprikosen
Birnen
Blattsalate
Dinkelmehl
Eistee
Essig und Öl
Fisch und Fleisch
Getränke ohne Milch, Joghurt etc.
Gummibären
Kartoffeln
Ketchup
Kiwi
Kokosnuss
Kürbis
Möhren
Orangen
Paprika
Parmesan
Reis
Schoko-Sorbet
Sellerie

Produkte mit niedrigem Lactosegehalt

Butter ☺
Cheddar 33 P-30g
Fonduekäse ☺
Margarine 21 P-9g
Nutella® 32 P-37g
Parmesan ☺
Schweizer-Käse ☺

Name/Menge/Einheit-Gewicht einer Einheit in Gramm

Einheiten in (g pro Einheit folgt)

EL	Glas	Portion	Stück	Tasse
E-	G-	P-	S-	T-

☹=meiden, ☺=nur Lactosespuren, ☺=lactosefrei

Berechnung der übrigen VS-Portionen

Tabelle (VS 1)	VS 0 = ÷2	VS 2 = x2	VS 3 = x3

Innenseite recht **Produkte mit hohem Lactosegehalt**

Durch jede eingenommene starke Lactasekapsel können Sie etwa 75 % der angegebenen Portion zusätzlich verzehren.

Auflauf ½ P-238g
Cafe Latte ¼ T-150ml
Cremesuppe ½ P-245g
Crêpe 1¼ S-55g
Donut 2¼ S-105 g
Eierlikör ¼ G-200ml
Feta ¾ P-30 g
Fischkrokette 2¼ S-85g
Fleischwurst 2¼ S-55g
Frikad. 2¼ P-85g
Frischkäse 2¾ P-30g
Gnocchi 2½ P-188g
Joghurt ¼ P-250g
Kakao ¼ T-150g
Karam.bon. 8 S-7g
Kart.grat. 1 P-140g
Kart.pür. ½ P-140g
Käseflips 4 Hände
Käsesoße ¼ P-66g
Kefir ¼ P-220g
Kit Kat® 2 S-43g
Kond.mil. ½ P-38 g
Köttbu. 1½ P-140 g
McDonald's® Mc Flurry® ☹
Milch ¼ G-200ml
Milcheis ¼ P-107g
Milchreis ½ S-200g
Milchshakes ¼ S-210g
Mozzar. ½ P-30 g
Muffin 1¼ S-66 g
Pfannkuchen ½ P-187g
Polenta ½ P-240g
Quark 3½ P-55g
Sahne 2¼ P-30g
Sandwicheis 1¼ S-72g
Schokoladenpudding ¾ P-200g
Tirami. 2½ P-55g
Torte ½ P-87,5g

LAXIBA®

2.5 Sichere Produkte für Gastgeber

Sicherlich kennen Sie in Ihrem Freundeskreis jemanden, der eine Intoleranz gegenüber dem einen oder anderen Inhaltsstoff oder ein sogenanntes Reizdarmsyndrom hat. Als guter Gastgeber machen Sie sich natürlich Gedanken, wie Sie Ihren Gast mit einer Einladung nicht ins Schwitzen bringen und wie Sie dafür sorgen, dass auch sein Bauch den Abend in guter Erinnerung behält.

Wenn Sie Ihre Gäste darum bitten, Ihnen von eventuellen Intoleranzen im Vorfeld zu berichten, haben Sie die erste Aufgabe schon meisterhaft gelöst: Eine solche Frage wird bei Ihren Gästen immer einen positiven Eindruck hinterlassen, denn Sie zeigen damit, dass Ihre Gäste Ihnen wichtig sind.

Sie gehen auf alle Gäste ein, indem Sie dafür sorgen, dass gut verträgliche Speisen zumindest einen Teil des Angebots bestreiten. Wie Sie den Betroffenen bei der Zubereitung am besten gerecht werden, ist eigentlich ganz leicht: Bieten Sie verträgliche Lebensmittel einfach von Soßen und Beigaben getrennt in separaten Schalen an. Stellen Sie zum Beispiel eine Schale mit Kartoffeln und eine mit der Butter sowie eine Schale mit Salat und eine andere mit dem Dressing bereit. Die meisten Gewürze und Kräuter, außer Knoblauch und Zwiebeln, sind übrigens unbedenklich. Die Tabelle auf der übernächsten Seite führt verschiedene allgemein verträgliche Lebensmittel auf, aus denen Sie wählen können.

Obst	Gemüse	Warme Speisen
Datteln, frisch	Avocado, grün	Branntweinessig
Feigen, frisch	Basilikum	Chinesische Austernsoße
Gemeiner Bocksdorn	Koriander	
Hagebutte	Kresse	Fisch, Garnelen, Muscheln und unverarbeitetes Fleisch
Loganbeere	Butternuss-, Riesen-, Spaghetti- und Wachsflaschenkürbis	
Papaya	Lotuswurzel	Italian Dressing Kraft®
Passionsfrucht	Mangold	Kaviar
Rhabarber	Meerrettich	Mayonnaise Kraft®
Sapodilla	Oregano	Öle
Stachelbeere	Paprika, grün	Pfeffer und Salz
Zitronenschale	Pastinak	Reis
	Pfefferminze, frisch	Reisnudeln
	Reis	Sojaöl
	Rucola Salat	Tabasco® Soße
	Schnittlauch	Thousand Island Dressing Kraft®
	Seetang	
	Steckrübe	
	Süßkartoffel	
	Thymian	

Getränke	Sonstiges	
Branntwein	Ahornsirup	Macadamianuss
Gin	Brauner Zucker	Paranuss
Jasmintee	Cashewkerne	Pecannuss
Kaffee, schwarz	Chia Samen	Pinienkerne
Mate-Tee	Erdnussbutter	Pistazien
Pfefferminztee	Erdnüsse	Reisbrot
Rum	Gelatine	Walnüsse
Tequila	Ginkonüsse	Weißer Zucker
Tonic Water	Kokosnuss	Reismehl, Buchweizenmehl und, außer bei Glutenunverträglichkeit Dinkelmehl
Wasser	Kürbiskerne	
Whiskey, Wodka	Lakritze	

2.6 Rezepte

2.6.1 Aprikosenschnitten

Sie benötigen:

4 EL Aprikosenmarmelade
200 g getrocknete, fein geschnittene Aprikosen
250 g Butter
250 g Mehl
140 g Reismehl
1 TL Vanille-Extrakt
100 g Zucker, sowie etwas zum Drüberstreuen

Zubereitung:

Den Ofen bei 200 °C Ober und Unterhitze bzw. 180 °C Umluft vorheizen. Dann ein 20 cm^2 tiefes Backblech mit Backpapier auslegen. Nun die Aprikosen und die Marmelade in eine kleine Pfanne mit 4 EL Wasser geben. Bei mittlerer Hitze köcheln lassen, bis sie angedickt sind. Dann die Aprikosen etwas mit einer Gabel zerdrücken und abkühlen lassen. Die Butter, den Vanille-Extrakt und den Zucker in eine Schüssel geben und mit dem Mixer verrühren. Anschließend das Reismehl und das Mehl hinzugeben und mit einem Löffel bzw. den Händen zu einem Teig schlagen. Danach den Teig in zwei gleichgroße Stück aufteilen. Die eine Hälfte des Teigs verteilen Sie auf dem Backblech. Darüber legen Sie die Aprikosen, lassen allerdings am Rand jeweils einen Fingerbreit Platz. Den übrigen Teig kneten Sie zu einem rechteckigen 20 cm^2 Stück und legen ihn obenauf. Am Rand drücken Sie den Teig ein und stechen ihn schließlich noch überall oben mit der Gabel ein. Für 25-30 Minuten backen Sie ihn dann, bis die Ecken golden werden. Zum Abkühlen lassen Sie ihn in der Form und bestreuen ihn dann mit Puderzucker. Von oben und der Seite machen Sie dann noch jeweils drei Schnitte, dann haben Sie es geschafft.

2.6.2 Bananenkuchen

Sie benötigen:

2 reife Bananen
Eine Hand voll Bananenchips
1 Päckchen Backpulver
140 g Butter und etwas für die Form
2 große Eier
50 g Glasierzucker
140 g Mehl
140 g Zucker

Zubereitung:

Sie heizen den Ofen bei 200 °C Ober- und Unterhitze bzw. 180 °C Umluft vor. Währenddessen streichen Sie eine Marmorkuchenform mit Butter aus. Die Butter und den Zucker verrühren Sie locker miteinander. Danach fügen Sie langsam Eier und etwas Mehl bei. Anschließend rühren Sie den Rest des Mehls, das Backpulver und die Bananen ein. Den Teig geben Sie so in die Form und backen den Kuchen etwa 30 Minuten, bis er gut aufgegangen ist. Nun lassen Sie ihn für etwa 10 Minuten in der Form abkühlen. Schließlich bereiten Sie noch den Glasierzucker mit 2 Teelöffeln Wasser zu, übergießen den Kuchen damit und verzieren ihn mit den Bananenchips.

2.6.3 Cremiger Reispudding

Sie benötigen (für 4 Portionen):

1 EL Butter
100 g Cranberries
1 Ei
150 g Reis
470 ml Reismilch
1 Prise Salz
2,5 ml Vanille-Extrakt (halber TL)
65 g Zucker

Zubereitung:

Sie kochen den Reis in Wasser. Danach geben Sie 350 g des gekochten Reis mit ¾ der Milch, dem Zucker und der Prise Salz in einem neuen Kochtopf, rühren immer wieder etwas um und kochen das Ganze für weitere 3 Minuten. Währenddessen schlagen Sie das Ei in einer kleinen Schüssel mit einem Schneebesen. Zum Ende der Kochzeit geben sie es zusammen mit der restlichen Milch und den Cranberries dazu und lassen es noch weitere 3 Minuten köcheln. Wichtig ist, dass Sie dabei permanent umrühren. Dann nehmen sie den Topf von der Platte und mischen die Butter und den Vanille-Extrakt unter – fertig

2.6.4 Obstsalat

Sie benötigen (4 Portionen):

200 g Ananas
1 Banane, 118 g
250 g Erdbeere
1 Orange, 160 g
250 g Cranberries
1 EL Zitronensaft

Zubereitung:

Sie schälen die Ananas, entfernen den Stunk und schneiden sie in fingerbreite Stücke. Dann häuten Sie die Orange, entfernen die Kerne und schneiden sie zusammen mit den Erdbeeren klein. Geben Sie alles in eine Schale und übergießen Sie es mit dem Zitronensaft. Jetzt nur noch gut umrühren.

2.6.5 Orange-Pfefferminz-Salat

Sie benötigen (4 Portionen)**:**

12 entsteinte Datteln, längs geschnitten
4 Orangen
Kleines Bündel Pfefferminze: Einige Blätter fein schneiden und ein paar ganz lassen
1 EL Wasser

Zubereitung:

Die Orange häuten und dann zusammen mit dem freiwerdenden Saft in eine Schale geben. Anschließend die Dattelscheiben, die geschnittenen Pfefferminzblätter und das Wasser beigeben und vorsichtig vermengen. Zum Schluss noch mit den ganzen Pfefferminzblättern belegen und servieren.

2.6.6 Pfannkuchen

Sie benötigen:

1 Ei
125 g Mehl
300 ml Reismilch
Sonnenblumenöl

Sie benötigen:

1 Ei
125 g Mehl
300 ml Reismilch
Sonnenblumenöl

Zubereitung:

Das Mehl in eine Schüssel geben und in der Mitte eine Kuhle machen. Hierhinein schlagen Sie das Ei und gießen Sie ein Viertel der Reismilch. Dann verquirlen Sie alles gut mit einem Mixer. Dann geben Sie noch ein Viertel der Reismilch dazu und sobald der Teig klümpchenfrei ist den Rest. Jetzt lassen Sie den Teig für 20 Minuten stehen und mixen ihn danach nochmal. Heizen Sie zum Braten eine kleine anti-haftbeschichtete Pfanne vor und gießen Sie das Öl hinein. Geben Sie etwas vom Teig hinein, sodass die dünne Teigschicht den Pfannenboden voll bedeckt. Backen Sie den Pfannkuchen von jeder Seite, bis er goldbraun ist. Legen Sie zwischen die Pfannkuchen beim Stapeln Backpapier, damit sie möglichst cross bleiben. Mit einer beliebigen Füllung servieren.

2.6.7 Pizzateig

Sie benötigen:

7 g Hefe
350 g Mehl
275 ml Wasser

Zubereitung:

Geben Sie das Mehl zusammen mit einem TL Salz, der Hefe und 275 ml lauwarmem Wasser in eine Schüssel und mixen alles für circa 5 Minuten zu einem Teig. Nehmen Sie nun den Teig heraus und lassen Sie ihn in einer leicht geölten Schüssel aufgehen, bis er etwa die doppelte Größe erreicht hat. Kneten Sie ihn anschließend etwas, halbieren Sie ihn und Rollen Sie jeden Teil auf einer dünnen Schicht Mehl so dünn wie möglich aus. Jetzt belegen Sie die Pizza noch nach Ihrer Vorliebe und dann ab damit in den Ofen - bei 220 °C Umluft backen.

2.6.8 Rhabarber, geröstet

Sie benötigen (5 Portionen)**:**

550 g Rhabarber
85 g brauner Zucker

Zubereitung:

Heizen Sie den Ofen bei 200 °C Ober- und Unterhitze bzw. 180 °C Umluft vor. Waschen Sie den Rhabarber und schütteln Sie danach das Wasser ab. Schneiden Sie das Ende und die Mitte der Stangen in kleine fingergroße Stücke. Legen Sie ein geschlossenes eingewölbtes Backblech mit Backpapier aus und verteilen Sie den Rhabarber darauf. Streuen Sie darüber den Zucker und wälzen Sie den Rhabarber darin. Darüber legen Sie Backpapier und backen den Rhabarber so für 15 Minuten. Entfernen Sie anschließend das Backpapier und schütteln Sie das Blech etwas. Danach lassen Sie ihn noch etwa fünf Minuten offen weiterbacken. Wenn der Rhabarber fertig ist, ist er weich, jedoch nicht breiig.

2.6.9 Rhabarberkuchen

Sie benötigen:

1 Päckchen Backpulver
4 große Eier
250 g Mehl
Puderzucker
Einmal gerösteten Rhabarber, wie zuvor beschrieben.
250 g Süßrahmbutter und noch etwas für das Blech
1 TL Vanille-Extrakt
150 g Vanillepudding
250 g brauner Zucker

Zubereitung:

Zuerst bereiten Sie den gerösteten Rhabarber zu und lassen den Saft abtropfen. Heizen Sie nun den Ofen bei 200 °C Ober- und Unterhitze bzw. 180 Grad Umluft vor. Streichen Sie eine 23 cm Sprungform mit Butter ein. 3 EL des Vanillepuddings geben Sie in eine separate Schale. Den Rest schlagen Sie mit der Butter, dem Mehl, dem Backpulver, den Eiern und dem Zucker in einer Schüssel cremig. Gießen Sie ein Drittel davon in die Sprungform und legen sie etwa die Hälfte des Rhabarbers darüber. Über diese Schicht gießen Sie dann ein weiteres Drittel des Teigs und streichen ihn so glatt wie möglich. Darauf verteilen Sie den Rest des Rhabarbers und übergießen ihn mit dem Rest des Teigs, wobei die Oberfläche diesmal rau bleibt. Darüber geben Sie die zurückbehaltenen 3 EL des Vanillepuddings. Backen Sie den Kuchen für 40 Minuten, bis er aufgegangen und golden ist. Legen Sie danach Backpapier darüber und lassen Sie ihn für eine weitere viertel Stunde backen. Wenn ein Zahnstocher nach einem Einstich sauber herauskommt, ist der Kuchen fertig. Bestreuen Sie ihn nach dem Abkühlen in der Form noch mit Puderzucker.

2.6.10 Rhabarber-Smoothie

Sie benötigen (für 2 Portionen)**:**

1 kleine Banane
230 ml Cranberrysaft
100 g gefrorener Rhabarber
75 ml Vanillejoghurt oder 125 ml lactosefreier Vanillejoghurt

Zubereitung:

Schneiden Sie die Banane in kleine Stücke und pürieren Sie dann alles zusammen in einem Standmixer.

2.7 Stressmanagement

Stress kann uns sprichwörtlich auf den Magen schlagen und Intoleranz-/Reizdarm-Symptome verstärken. Es ist daher wichtig, Stress bewusst zu reduzieren. Dazu gilt es, einen lösungsorientierten Umgang mit Ihren Ängsten und Sorgen zu erlernen. Wieso ist das hilfreich? Um das zu verstehen, lohnt es sich, einen Blick in die Vergangenheit der Menschheit zu werfen. Je mehr Angst Menschen vor etwas haben, desto mehr schaltet ihr Gehirn die Areale, welche für vernünftiges Entscheiden nötig sind, ab. Kurz: Je größer die Angst, desto impulsiver die Handlung. Das kommt daher, dass unser Körper noch immer zum Teil nach den Schemata früherer Zeitalter funktioniert. Gefahrensituationen der Vergangenheit, wie zum Beispiel der Angriff eines Wolfsrudels, ließen den Menschen im Grunde nur drei Optionen: Kampf, Flucht oder als Joker: das Totstellen. Wer in einer solchen akuten Gefahrensituation lange nachdenkt, verliert. Also ist der Mensch so gepolt, dass er das Denken einstellt, sobald er akut bedroht wird – was in unserer Zeit nicht immer praktisch ist.

Denn wenn heutzutage der Chef die Tür aufreißt, um Sie für den vermasselten Auftrag des Vortags niederzumachen, nützt Ihnen der spontane Angriff meist nichts – ebenso wenig die Flucht aus dem Fenster und selbst Totstellen ist in einer solchen Situation nicht immer zu empfehlen. Aber mal im Ernst: Heutzutage lösen meist andere Faktoren Stress und Anspannung aus als früher. Abgesehen von Krach, Extremtemperaturen und Luftverschmutzung ist es besonders das Gefühl, die Kontrolle über eine Situation zu verlieren, das auf uns bedrohlich wirkt. So kann Sie die Angst packen, wenn ein Projekt besonders heikel und zugleich besonders wichtig ist, wenn etwas Grundlegendes verändert werden muss, Sie unter Zeitdruck stehen oder etwas schiefläuft.

Mit der aufkommenden Angst schüttet der Körper Hormone aus, die Kampf- und Fluchtreaktionen begünstigen. Diese sorgen dafür, dass Sie – wenn Sie nicht flüchten – so doch schnell handeln und häufig unüberlegt entscheiden. Alles in Ihnen schreit: Tu etwas, sofort, egal was! Der Großteil des Gehirns ist in diesem Moment abgeschaltet. Sie empfinden Stress. Und auch das Totstellen als Option findet man heute bei besonders stressgeplagten Zeitgenossen in einer gesteigerten Form wieder: Häufig wird es unter der Diagnose Burnout subsumiert.

Sie haben also die Impulse eines Steinzeitjägers, aber die Aufgaben eines Topmanagers: Wie geht das nur zusammen? Die einzige Möglichkeit, um diesen Impulsen zu widerstehen, ist, den eigenen Geist und den eigenen Körper im Griff zu haben. Denn um im Alltag angemessen handeln zu können, sind Sie ja darauf angewiesen, dass Ihre Hormone Ihnen nicht mal kurz den Verstand ausknipsen.

Wenn der Stress die körperliche Kettenreaktion erst einmal in Gang gesetzt hat, ist es kaum mehr möglich, diese abrupt zu stoppen. Umso mehr kommt es auf die Vermeidung dieser Stressreaktion an: Dies erreichen Sie durch vorbeugende Maßnahmen und dadurch, dass Sie Ihre Stressresistenz trainieren. Zur Prävention sind Yoga und Techniken wie die der progressiven Muskelentspannung hilfreich. Ich empfehle, solche Stressabwehrtechniken von vornherein in den Alltag einzubauen und am besten morgens vor der Arbeit zu betreiben. Während des Arbeitstages ist es schließlich selten möglich, sich eine Stunde dafür frei zu nehmen.

Unterbrechungen während der Arbeitszeit sind bei komplexen Aufgaben zudem ohnehin **kontraproduktiv**, führen sie doch häufig zu schlechteren Entscheidungen, mehr Stress und mieser Stimmung. Das glauben Sie mir sofort, wenn Sie sich vorstellen, dass Sie gerade über einer komplexen Kalkulation brüten, während zugleich das Telefon klingelt, dann die Kollegin zum Plaudern hereinkommt und schließlich auch noch der Techniker vor der Tür steht, der das dringende Bedürfnis hat, Ihren Kopierer einmal wieder zu warten. Versuchen Sie, Unterbrechungen Ihrer Arbeit bei anspruchsvollen Aufgaben weitestgehend zu vermeiden.

Bei einfachen geistigen Aufgaben sowie körperlicher Arbeit hingegen kann man beobachten, dass kurze Unterbrechungen sich positiv auswirken, insbesondere dann, wenn diese ein paar Minuten anstatt Sekunden dauern. Wenn Sie dabei nicht nur den regelmäßigen, mantraartigen Handgriffen des Technikers am Kopierer folgen, sondern effektiv abschalten möchten, tun Sie Folgendes: Schließen Sie die Augen und fokussieren Sie sich auf Ihr Atmen. Kommen Gedanken auf, führen Sie Ihre Konzentration stets wieder zurück auf Ihren Atem, ohne die Gedanken zu bewerten.

Unerlässlich hingegen ist das Pausieren bei harter körperlicher Arbeit. Hier senkt es das Verletzungsrisiko und steigert Ihre Ausdauer.

Entspannung allein ist jedoch möglicherweise noch keine befriedigende Lösung, denn Ihre Sorgen haben ja meistens einen konkreten Grund. Wie gehen Sie also am besten mit diesen Sorgen um? Viele Menschen wählen auch hier die Flucht: In Verdrängung, Ablenkung, nicht selten begleitet von Alkohol oder anderen vermeintlichen Seelentröstern.

Doch diese Reaktion führt nicht zum Ziel, sondern verschlimmert alles in den meisten Fällen nur. Das Einzige, was Ihnen tatsächlich hilft, mit Sorgen fertigzuwerden – gleich welcher Art sie sein mögen – ist, sich aktiv mit ihnen auseinanderzusetzen. Denn nur wenn Sie die Sorgen beim Namen nennen, ihnen offen begegnen, haben Sie auch die Möglichkeit, eine Lösung zu finden.

Nun bekommt man bei den meisten echten Sorgen die Lösung natürlich nicht auf dem Silbertablett präsentiert. Umso mehr gilt: Nur die offene Auseinandersetzung mit den Sorgen und die richtige Strategie können Sie zu einem gangbaren Weg führen.

Einen positiven Effekt hat diese Auseinandersetzung sofort und ganz unabhängig vom Funktionieren der erdachten Lösung: Sie wirkt den „Kurzschlusshandlungen" entgegen, zu denen man oft in belastenden Situationen neigt. Wer die Angstmacher regelmäßig beim Namen nennt und mit eingeschalteter Vernunft kontinuierlich an Lösungen feilt, den kann diese Angst kaum mehr spontan überfallen.

Wenn Sie die Sorgen auf diese Weise angehen, können Sie sich Ihre Angst sogar zunutze machen, um in Ihrem Alltag noch erfolgreicher zu werden. Ich empfehle dazu folgendes Vorgehen: Setzen Sie sich zu Beginn oder zum Ende eines Tages an Ihren Schreibtisch oder an einen anderen Ort, an dem Sie in diesem Moment Ruhe haben. Denken Sie nun darüber nach, was Ihnen zum aktuellen Zeitpunkt Sorgen bereitet, welche Folgen Sie fürchten und welche Lösungen Sie sich zur Vermeidung dieser Folgen vorstellen können.

Den meisten Menschen hilft es, diese Dinge schriftlich festzuhalten und somit „begreifbar" zu machen. Schreiben Sie sie auf, erstellen Sie eine Exceltabelle oder erwerben Sie kostengünstig die standardisierte und druckoptimierte Downloadversion einer solchen Vorlage auf *www.Laxiba.de*.

Wenn Sie die Tabelle selbst erstellen, benennen Sie das erste Tabellenblatt „Ängste" und das zweite „Aufgabenliste". Notieren Sie nun folgende Spalten-Überschriften im ersten Tabellenblatt: „Aktuelle Ängste", „Vorbeugende Maßnahme A", „Vorbeugende Maßnahme B" und „Vorbeugende Maßnahme C". Im zweiten Tabellenblatt vergeben Sie anschließend folgende Spaltentitel: „Aufgabe", „Dringlichkeit", „Deadline", „Wer macht's?" und „Erledigt".

In der ersten Spalte des ersten Tabellenblatts notieren Sie nun Ihre Ängste. Anschließend überlegen Sie sich Maßnahmen zur Vermeidung der gefürchteten Situation. Überlegen Sie sich jeweils drei Alternativen, um für mehrere Eventualitäten gewappnet zu sein. Tragen Sie diese in die nebenstehenden Felder „Präventivmaßnahme A" bis „C" ein, wobei A die Maßnahme ist, welche Sie zuerst durchführen möchten. Übertragen Sie dann „Präventivmaßnahme A" in das Tabellenblatt „Aufgabenliste". Als nächstes bewerten Sie deren Priorität (angelehnt an die Entscheidungsmethode des Eisenhower-Prinzips) gemäß ihrer Wichtigkeit und Dringlichkeit von A bis E:

Aufgabe ist wichtig	**A** *uf geht's*	**B** *ald erledigen*
Aufgabe ist unwichtig	**C** *hance auf Erledigung, nachdem alles Wichtige getan ist*	**D** *as kann warten*
E *gal, sein lassen*	**Aufgabe ist dringend**	**Aufgabe ist aufschiebbar**

In der Reihenfolge von A bis D arbeiten Sie dann täglich Ihre Aufgaben ab. Aufgaben der Kategorie E sind wirkungslos, darum lassen Sie sie bleiben. Durch dieses Vorgehen beugen Sie Ängsten vor und machen sich frei von Zweifeln, ob Sie gerade das Richtige tun. Nach der Bewertung der Wichtigkeit und Dringlichkeit Ihrer Aufgaben füllen Sie dann noch die Spalte „Deadline" aus. Hier tragen Sie das Datum ein, zu dem Sie die Aufgabe erledigen möchten. Außerdem notieren Sie in der Spalte „Wer macht's" entweder „Ich" oder den Namen desjenigen, dem Sie die Aufgabe zuweisen möchten. In der Spalte „Erledigt" setzen Sie einen Haken, sobald die Aufgabe abgeschlossen ist.

Arbeit: *Aufgaben sauber erledigen*	**Ausruhen:** *Täglich spazieren gehen*
Familie: *Zeit für Angehörige und Kinder nehmen*	**Freizeit:** *Regelmäßig dem Lieblingshobby nachgehen*

Ein weiterer wichtiger Aspekt ist, darauf zu achten, Ihr Leben in einer gesunden Balance zu halten. Auch das wird Ihnen helfen, Ihre Stressresistenz zu erhöhen. Um ein Beispiel zu nennen: Es wird für Ihr allgemeines Wohlbefinden wenig hilfreich sein, wenn Sie täglich zehn Stunden im geliebten Fitnessstudio verbringen – es sei denn, Sie sind Fitnesstrainer. Regelmäßig ein gesundes Maß Sport zu treiben, ist dagegen nicht nur für die körperliche Fitness, sondern auch für andere Lebensbereiche gut. Mit den vier Bereichen ist es wie mit den vier Beinen eines Hockers, auf dem Sie sitzen. Nennen wir ihn einmal den „Lebenshocker". Ist jedes Bein gleich lang und gleich dick, sitzen Sie gut und sicher. Schlagen Sie aber von einem oder mehreren Beinen immer wieder etwas ab und stärken dafür ein anderes, fangen Sie unweigerlich an zu wackeln – bis es irgendwann „kracks" macht und Sie unsanft auf dem Allerwertesten landen. Diesen „Zusammenbruch" im doppelten Wortsinn sollten Sie auf jeden Fall verhindern. Natürlich weiß ich, dass es andererseits genau dieses Dilemma ist, das heutzutage viele Menschen belastet: Es wird erwartet, dass man in allen Lebensbereichen eine gleichbleibend gute Leistung bringt. Väter braucht man nicht nur für die Arbeit. Sie müssen genauso viel bei ihrer Familie sein und die Kinder mindestens zum Geigenunterricht kutschieren, abends ihre sozialen Kontakte pflegen und sich beim Sommerfest des Stadtteils engagieren. Sportlich und durchtrainiert sollen sie ohnehin sein, dazu gepflegt und in allem entspannt. Für Frauen und Mütter ist die Erwartung ebenso hoch: Sie sollen im Beruf wie die Männer reüssieren, die Familie in der Praxis trotzdem managen, die Freizeit organisieren, Fitness betreiben und und und. Die Ansprüche sind überall gestiegen.

Also verstehen Sie mich bitte nicht falsch: Das Leben in einer gesunden Balance zu halten, heißt, den **richtigen** Ausgleich zu finden zwischen den Dingen, die für Sie persönlich eine wichtige Rolle spielen. Es geht nicht darum, welche Erwartungen andere an Ihre Lebenskomponenten stellen! Es geht nicht darum, dem zu entsprechen, was die Gesellschaft von Ihnen erwartet. Vielmehr ist es wichtig, einen Ausgleich zwischen den Dingen zu schaffen, die Eckpunkte des eigenen, individuellen Lebens sind. In der Beispieltabelle oben sind das Arbeit, Ausruhen, Familie und Freizeit. Bei Ihnen können es andere Quadranten sein. Die Prioritäten legen sie selbst fest. Machen Sie sich weitgehend frei vom Einfluss der Anerkennung anderer, folgen Sie dem Sprichwort „Ein gutes Pferd springt nur so hoch, wie es muss" und entwickeln Sie ein gesundes Maß an Selbstvertrauen und Gelassenheit!

Wenn Sie Ihren Erfolg in den vier von Ihnen gewählten Quadranten messen möchten, können Sie ihn von 1 (sehr schlecht) bis 7 (sehr gut) bewerten. Dazu vergeben Sie stets 7 Punkte auf den Quadranten, in dem Sie die besten Ergebnisse erzielt haben und relativ dazu 1 bis 7 Punkte auf die übrigen Quadranten. Überlegen Sie sich anschließend, wo Sie sich verändern möchten und wie Sie dies angehen. Dazu können Sie wiederum das Tabellenblatt zum Umgang mit Ängsten nutzen.

Und noch ein Tipp zum Schluss, der Ihnen vielleicht banal erscheint: Achten Sie darauf, gut drauf zu sein! Was dazu nötig ist, hängt von Ihnen ab. Gute Laune ist nicht nur eine Folge der äußeren Umstände: Es ist immer auch eine Frage der persönlichen Entscheidung dazu. Vielleicht müssen Sie sich erst dazu entschließen, fröhlich zu sein? Jeder Mensch hat sein Päckchen zu tragen, niemand spaziert ganz ohne Sorgen durchs Leben. Und doch trägt dieses Päckchen sich leichter, wenn Sie versuchen, sich von Schwermut zu befreien.

Tun Sie dazu möglichst viel von den Dingen, für die Sie sich begeistern können. Das passiert mehr oder weniger automatisch, wenn möglichst viele Ihrer Aktivitäten mit dem im Einklang stehen, was Ihnen in Ihrem Leben am wichtigsten ist. Ihnen ist Ihre Familie am wichtigsten? Dann planen Sie einmal wieder einen Familienausflug! Ihnen ist der Sport wichtig? Dann verabreden Sie sich zum Joggen! Nehmen Sie sich bewusst Zeit für Dinge, die Ihnen am Herzen liegen. Vielleicht möchten Sie nun einwenden, dass sie dafür keine Zeit haben und Sie solche zusätzlichen, eigennützigen Aktivitäten nur mehr in Stress bringen würden?

Probieren Sie es aus! Ich wette mit Ihnen: Diese qualitativ wertvolle Zeit wird Ihnen keine Einbußen bringen, sondern Ihnen helfen, Ihren Alltag entspannter zu bestehen.

Dass das möglich ist, können nur Sie selbst beweisen: Es ist Ihr Schatz, also müssen Sie ihn auch ausgraben! *Abraham Lincoln*, ehemaliger US-Präsident, sowie *Marcus Aurelius Antonius*, ein römischer Kaiser, sind sich in einer Aussage einig: Andere haben es auch geschafft, ihre Ziele zu verwirklichen. Wenn das so ist, warum sollten **Sie** es dann nicht auch können?

Zusammenfassung

Stress kann Intoleranz- und Reizdarm-Symptome verstärken. Erhöhen Sie Ihre Stressresistenz, indem Sie Entspannungstechniken trainieren, Sorgen und Ängste beim Namen nennen, ihnen Prioritäten zuordnen und mögliche Lösungsstrategien durchdenken und notieren. Sorgen Sie in Ihrem Leben für die richtige Balance und schaffen Sie einen Ausgleich zwischen den Bereichen, die Ihnen wichtig sind. Behalten Sie Ihre Ziele im Auge.

2.8 Generalzusammenfassung

1. Mit was Sie es zu tun haben

Haben Sie eine Lactoseintoleranz und haben Sie Beschwerden? Dann reagiert Ihr Bauch empfindlich auf Lactose in Lebensmitteln. Sein Problem besteht dabei in seiner eingeschränkten Kapazität, diese rechtzeitig abzubauen. Diese Intoleranz ist eine meist dauerhafte Erkrankung, die allerdings keinen Krebs verursacht. Die Symptome lassen sich in den meisten Fällen durch eine passende Diät auf ein akzeptables Maß reduzieren.

2. Sind Sie ein Sonderfall?

Den Angaben der internationalen Organisation für gastroenterologische Erkrankungen (*WGO*[8]) zufolge sind weltweit womöglich über eine Milliarde Menschen betroffen. Sie haben in gewisser Hinsicht Glück, denn im Unterschied zu vielen anderen haben Sie eine gute Chance, Ihre Symptome in den Griff zu bekommen – nicht zuletzt durch dieses Buch.

3. Gute Gründe für die Diät

Eine Unverträglichkeit begleitet Sie in der Regel auf lange Zeit, vielleicht sogar für den Rest Ihres Lebens. Schlägt die Diät an, ist sie günstiger und oft effektiver als eine medikamentöse Behandlung. Die meisten Medikamente haben zudem auch Nebenwirkungen. Die Durchführung des Stufentests in diesem Buch ermöglicht es Ihnen, sich im Rahmen einer effektiven Diät so frei wie möglich zu ernähren. Zudem haben Sie in diesem Kapitel gelernt, wie Sie sich ausgewogen ernähren können. Sofern die Diät anschlägt, wird sie auch zu einer allgemeinen Verbesserung Ihres Wohlbefindens beitragen. Sie sind wahrscheinlich weniger häufig krank, können sich besser konzentrieren, besser soziale Rollen wahrnehmen, sind sportlich leistungsfähiger und sogar auf Ihr Lustempfinden hat die neue Ernährung einen positiven Effekt.

---

[8] *World Gastroenterology Organization.*

4. Darum wollen Sie den Stufentest

Die Toleranzgrenzen für Lactose sind für jeden Menschen anders. Je mehr Sie von lactosehaltigen Lebensmitteln essen können, desto weniger müssen Sie sich in Ihrem Alltag einschränken. Sie sparen also unter Umständen Aufwand und können sich abwechslungsreicher ernähren. Mit dem Stufentest finden Sie heraus, wie viel Milchzucker Sie maximal vertragen, sprich: Wie Sie sich minimal bei Ihrer Ernährung einschränken.

5. Worauf Sie in Zukunft bei der Diät achten sollten

Wichtig ist, dass Sie Ihre Verträglichkeitsstufen beachten, dass Sie also Ihre Ernährung an die jeweiligen Portionsgrenzen anpassen. Das heißt: Von lactosehaltigen Lebensmitteln dürfen Sie so viel essen, wie Sie vertragen, ohne sich unnötig einzuschränken. Die wenigsten Menschen müssen komplett auf Milchzucker verzichten. Eine gewisse Menge vertragen praktisch alle Betroffenen. Der Verzehr lactosehaltiger Produkte ist in verträglichen Mengen sogar empfehlenswert, da Milchprodukte wichtige Nährstoffe liefern.

6. Vom Umgang mit Rückschlägen

Sie haben sich entschieden, Ihre Ernährung umzustellen und sind die ersten Schritte dazu gegangen. Nun heißt es: Dranbleiben. Und das bedeutet: Zwischenzeitliche Niederlagen richtig einordnen. Rückschläge gehören zu jedem Veränderungsprozess dazu. Stehen Sie wieder auf! Die Erfahrung, nach einem Durchhänger wieder einen Erfolg zu erleben, stärkt Sie, sodass Sie bei kommenden Rückschlägen schon weniger weit zurückgeworfen werden. Irgendwann werden die Erfahrung und die Erfolge dafür sorgen, dass das Durchhalten für Sie natürlich wird und Sie von vornherein bei Ihrer neuen Ernährung bleiben.

Es kann Ihnen helfen, wenn Sie sich für die nächsten zwölf Monate jeden Sonntag einen Termin zum Ausfüllen Ihres Symptommerkblattes setzen – und zwar unabhängig davon, ob Sie gerade einen Test durchführen oder nicht. Hierdurch werden Sie regelmäßig an Ihr Bestreben erinnert und können die notwendigen Schritte zur Verwirklichung Ihres Ziels in der jeweils folgenden Woche planen. Wichtig ist, dass Sie sich die Hürden von Anfang an bewusst machen. Es ist schwer, durch das Befolgen der Diät von dem ein oder anderen liebgewonnenen Lebensmittel (ohne Lactasekapseln und lactosefreie Milch-(Ersatz-)Produkte nur noch weniger essen zu können. Wenn Sie in Gesellschaft essen, ist es zu Anfang eine besondere Herausforderung, für sich und

Ihren Ernährungsplan einzustehen. Für viele Mitmenschen ist Ihre bewusste Art der Ernährung neu und manche werden sich vielleicht unbewusst kritisiert fühlen, wenn Sie für die für Sie beschwerdearme Ernährung eintreten. Entscheiden Sie für sich selbst, ohne dass sich Andere kritisiert fühlen. Drücken Sie immer Ihre Wertschätzung für den anderen aus und respektieren Sie andere in ihren Essgewohnheiten. Eine solche Haltung wird dazu führen, dass man Sie in aller Regel ebenfalls respektiert. Hilfreich ist es dabei von einer Allergie zu sprechen – darunter kann sich so ziemlich jeder etwas vorstellen. Übrigens: Ein fröhliches und selbstbewusstes Eintreten für die eigene Entscheidung, sich so zu ernähren, wie es für einen selber gesund ist, wirkt oft ansteckend.

Der Widersacher, dem Sie sich nun noch stellen müssen, steht nicht neben Ihnen am Büfett und meint, besser zu wissen, was Sie vertragen – die besten Kapitäne stehen immer an Land. Er sitzt in Ihrem Kopf und ruft mit schöner Regelmäßigkeit: „Mach's wie früher! Früher war alles leichter!" Der Einfluss unserer alten Gewohnheiten ist oft größer als wir denken. Nach einigen Tagen des Durchhaltens hat dieser Rufer meist seinen ersten großen Auftritt. Sobald unsere Wachsamkeit nachlässt, säuselt er uns ins Ohr: „So hast du es schon immer gemacht, so war es schon immer gut, alles andere ist zu anstrengend für dich."

Halten Sie Ihrem Widersacher dann einfach Ihr wöchentliches Testblatt vor die Nase. Das wirkt wie Knoblauch bei Vampiren! Denn das beste Mittel, um alte Gewohnheiten loszuwerden, ist, sich neue Strukturen zur Gewohnheit zu machen! Wenn Sie Ihre Ernährungsweise nur immer wieder zurück auf das Ziel richten – Ihren Kurs korrigieren –, so gelangen Sie auf Dauer zumindest in dessen Nähe.

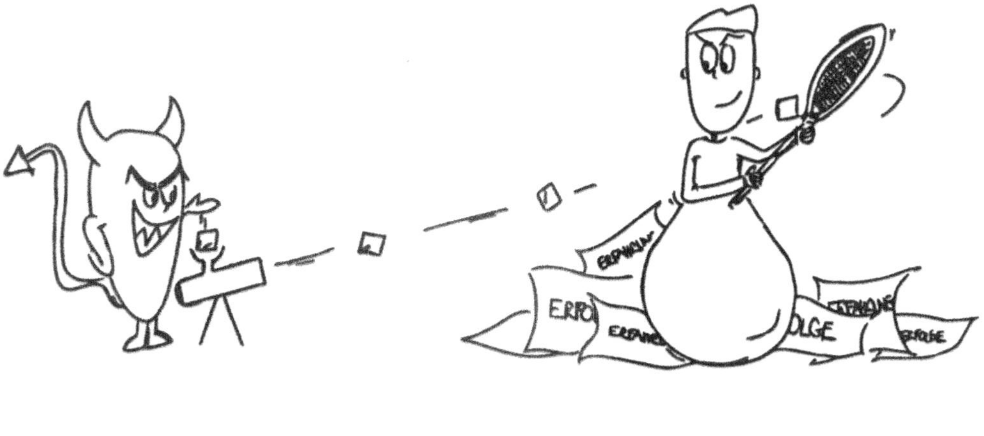

7. FAQs

Gibt es Ernährungstipps, die für alle Betroffenen gelten? Ja, die gibt es: Trinken Sie täglich wenigstens 1,5 l Wasser, möglichst stilles. Essen Sie abwechslungsreich. Trotz Lactoseintoleranz sollten Sie z. B. Trockenkäse in verträglichen Mengen zu sich nehmen, um Ihren Bedarf an kurzkettigen Fettsäuren zu decken. Besonders als Veganer sollten Sie Ihre Eiweißversorgung planen. Bedenken Sie: Es ist okay und sogar gut für Sie, Lebensmittel mit Lactose zu essen, solange Sie dabei Ihre Verträglichkeitsstufe einhalten. Um noch mehr für Ihre Gesundheit zu tun, sorgen Sie für einen sportlichen Ausgleich.

Was tun, wenn ein Getränk zu viel Lactose enthält, um ein normales Glas davon zu trinken? Durch eine entsprechende Verdünnung mit Wasser kann Ihre verträgliche Portion vervielfacht werden. Außerdem können Sie natürlich eine Lactasekapsel (also Lactose-Enzyme) einnehmen, um Ihren Darm auch mit einer größeren Menge nicht zu überfordern.

Ich muss mein Essen viel häufiger selbst zubereiten – wie lässt sich Kochzeit sparen? Indem Sie in großen Portionen kochen. Das dauert nur wenig länger als eine kleine Portion zuzubereiten und das Aufwärmen geht schnell. Besonders Reis und Kartoffeln halten sich gut für ein paar Tage im Kühlschrank. Empfehlenswert sind hier Glasbehältnisse mit Aromaschutzdeckel, da sie das Essen länger frisch halten.

Ich habe akute Beschwerden, was kann ich tun? Bei akuten Beschwerden trinken Sie stilles Wasser und bewegen Sie sich – gehen Sie z. B. spazieren.

Der LAXIBA® Auf-die-Schnelle-Tipp

Reduzieren Sie den Konsum von Milch oder nutzen Sie Ersatzprodukte. Trockenkäse wie Cheddar sind lactosearm.

Feedback

Herzlichen Glückwunsch, Sie haben nun das Hintergrund- und Strategiekapitel gemeistert. Hoffentlich haben Sie den Auslöser Ihrer Beschwerden ermitteln können. Ist das nicht der Fall, so finden Sie Rat im Buch *„Der Ernährungsnavigator"*.

Die Marke LAXIBA steht weltweit für mehr Lebensqualität im Zusammenhang mit Unverträglichkeiten. Unser Ziel ist es, Ihnen wissenschaftlich fundierte und praktisch anwendbare Hilfestellungen für ein besseres Leben zu bieten. Registrieren Sie sich doch für unseren Newsletter und erfahren Sie von unseren neuesten Innovationen. Besuchen Sie uns dazu auf *www.Laxiba.de.*

Dies ist die erste Auflage dieses Titels und weitere sind geplant. Jeder Beitrag kann helfen, das Buch in Zukunft für Betroffene noch nützlicher zu machen. Über Ihre Anregungen und Hinweise freue ich mich: Bitte berichten Sie mir von Ihren Erfahrungen und Wünschen! Es gibt noch immer Bereiche, in denen wenig bekannt ist und es kommen ständig neue Lebensmittel auf den Markt, die sich in der Ernährungstabelle ebenfalls gut machen würden.

Für den Umgang mit Ihrer Erkrankung ist es für Sie wichtig, sich dauerhaft und passgenau auf Ihre Enzyme einzustellen und jederzeit gut und fundiert informiert zu sein. Für uns ist es wichtig, zu wissen, was Sie dazu brauchen. Sie helfen uns und anderen, wenn Sie uns Ihre persönlichen Verträglichkeitsstufen (VSn) mitteilen, damit wir die Darstellung dieser Stufen optimieren können. Besuchen Sie uns dazu auf *www.Laxiba.de/vs*.

Sie möchten ein Coaching zum Erlernen und Beibehalten der Diätstrategie in Anspruch nehmen oder für Ihre Firma einen Workshop zum Thema gesunde Ernährung oder Stressmanagement buchen? Wir halten das passende Angebot für Sie bereit. Besuchen Sie uns hierzu auf *www.Laxiba.de*. Wir freuen uns darauf, Sie kennenzulernen. Zum Abschluss wünsche ich Ihnen Frohsinn und vor allem einen Zuwachs an Lebensqualität.

Es grüßt Sie sehr freundlich

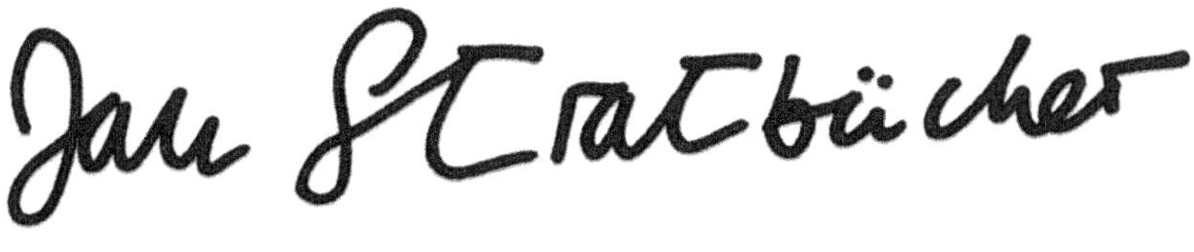

Jan Stratbücker – Jan@Laxiba.de

3

Ernährungstabellen

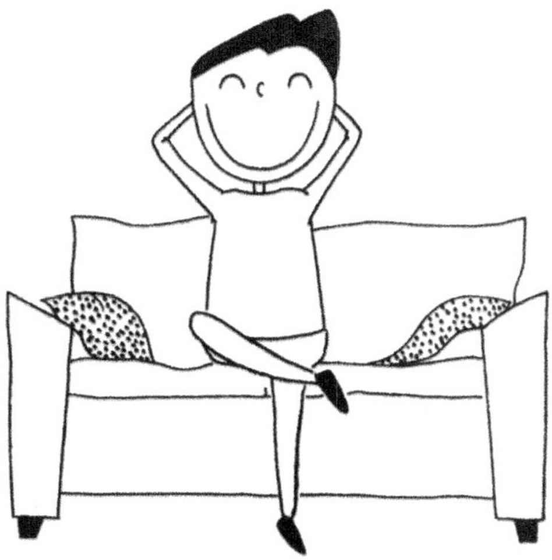

3.1 Einführung in die Tabellen

Nachfolgend erfahren Sie die verträglichen Portionsgrößen bei einer Lactoseintoleranz. Die Tabellen sind übersichtlich und leicht verständlich gestaltet. Weiterhin wurden die qualitativ hochwertigsten Daten verwendet. Alle Angaben beruhen auf den Analysen der *University of Minnesota*. Sie sehen hier aber nicht nur die natürlich verträglichen Mengen, sondern erstmals auch die Mengen, die Sie zusätzlich essen können, wenn Sie eine Lactasekapsel einnehmen. Die Angaben beziehen sich jeweils auf **eine Mahlzeit**, ausgehend von **drei Mahlzeiten** am Tag, welche Sie etwa morgens um 7 Uhr, mittags um 13 Uhr und abends um 19 Uhr, also mit jeweils etwa **sechs Stunden Abstand** zu sich nehmen sollten. Dies ist nur als Orientierung gedacht, Sie können selbstverständlich bei Ihrem Tages- und Essrhythmus bleiben. Beim aufmerksamen lesen, haben Sie ja auch gelernt, dass es durchaus gesund sein kann, häufiger als dreimal täglich zu essen.

Die Listen sind zuerst nach Kategorien geordnet. Produkte von *McDonald's®* finden Sie z. B. in der Kategorie Schnellrestaurants. Alternativ können Sie die alphabetische Stichworttabelle verwenden, z. B. um schnell die verträgliche Portionsgröße eines *BigMac®* zu finden. In der Tabelle sehen Sie jeweils in der ersten Spalte im Titel die Kategorie und darunter den Namen des Lebensmittels. In der nächsten Spalte folgt die standardmäßig bei einer Lactoseintoleranz verträgliche Menge (SVS). Die dritte Spalte führt die jeweilige Maßeinheit als Symbol an. Daneben steht der Name der Einheit und in Klammern, wie viel Gramm eine Einheit ausmachen und dahinter die insgesamt verträgliche Menge in Gramm. Die vorletzte Spalte führt die Mengen bei abweichenden Verträglichkeitsstufen auf – wenn Sie also weniger empfindlich auf Lactose reagieren, schauen Sie hier nach. Wie Sie die für sich zutreffende Stufe ermitteln können, erfahren Sie in Kapitel 2. In der letzten Spalte finden Sie schließlich die Menge, die Sie zusätzlich essen können, wenn Sie eine starke (ab 12 000 FCC) Lactasekapsel zum Essen einnehmen.

3.1.1 Ihre Verträglichkeitsstufen

Die Standardangaben beziehen sich auf Verträglichkeitsstufe (VS) 1, wobei die vertragene Menge 3 g Lactose pro Mahlzeit entspricht. Ansonsten gelten:
VS 0: 1,5 g
VS 2: 6 g
VS 3: 9 g

Bitte notieren Sie hier Ihre Verträglichkeitsstufe:

Meine Verträglichkeitsstufe ist (Standard/0/2/3)	:

3.1.2 Erklärung der Symbole

Hier erkläre ich Ihnen die Symbole, an denen Sie die Einheiten der Nahrungsmittel ablesen können. Wenn in der Tabelle ein Smiley an der Stelle steht, wird keine Einheit und keine Menge angegeben: Blickt er traurig drein, dann sollten Sie von dem Produkt lieber von vornherein die Finger lassen. Lächelt er Sie an, dürfen Sie es ohne zu rechnen und nach Herzenslust genießen.

Symbol	Bedeutung
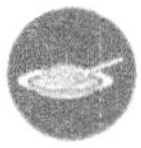	Eine durchschnittlich große Portion
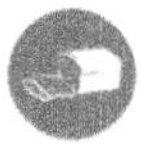	Scheibe(n)
	Stück(e)
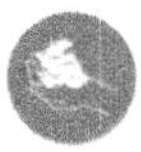	Hand / Hände voll
	Esslöffel (EL)
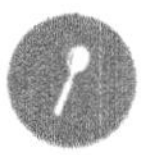	Teelöffel (TL)
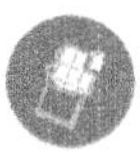	Tafel
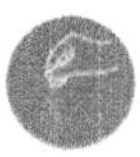	Prise
	Tasse, 150 ml
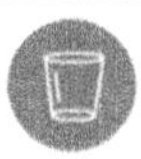	Glas, 200 ml
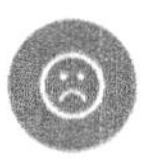	Verzehr aufgrund des hohen Lactoseanteils vermeiden. Es wird weniger als ¼ der niedrigsten sinnvollen Einheit vertragen.
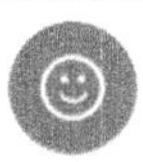	Enthält nur Spuren und kann daher bedenkenlos verzehrt werden.
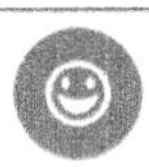	Ist frei von Lactose.

3.1.3 Erklärung der Angaben

Kennzeichnung	Bedeutung
Standardmenge	Hier wird die standardmäßig bei einer Lactoseeintoleranz vertragene Menge angegeben, entsprechend der SVS (VS 1). Daneben steht das Symbol für die jeweilige Einheit.
¼, ½, ¾, 1, 1¼, 1½, 1¾, 2, usw.	Die vertragene Anzahl der Einheit. Beispiele: Cookie (Keks): „½ Stück" bedeutet ein halber Cookie (Keks) der Sorte wird pro Mahlzeit vertragen. Milchkaffee: 1 Tasse bedeutet eine Tasse Milchkaffee wird vertragen.
0^2	Sie vertragen ¼ der Einheit, sofern für Sie die VS 2 oder VS 3 zutrifft. Andernfalls vertragen Sie das Produkt nicht – dann entspricht die verträgliche Menge „0 Einheiten". Dies wird entsprechend in der VS Spalte angegeben.
0^3	Sie vertragen ¼ der Einheit, sofern für Sie die VS 3 zutrifft. Dies wird entsprechend in der VS Spalte angegeben. Andernfalls vertragen Sie das Produkt nicht.
Einheit/ Gesamtmenge/ Info	In dieser Spalte steht der Name der Einheit oder die Bedeutung des Smileys in Bezug auf die SVS. Dahinter steht in Klammern, wie viel Gramm eine Einheit ausmachen, gefolgt von der insgesamt pro Mahlzeit vertragenen Menge in Gramm. Bei Produkten, die viel Lactose enthalten, steht hier zudem, ab welcher VS Sie ¼ der jeweiligen Einheit vertragen.
VS 0/2/3	Hier stehen die Mengen bei von der Standardverträglichkeitsstufe (SVS) abweichenden Verträglichkeitsstufen (VS). Oben steht die Angabe für VS 0, mittig die für VS 2 und unten die für VS 3. Die Angabe der VS 0 dient dazu, dass Sie auch dann lactosehaltige Produkte essen können, wenn Sie meinen, dass die SVS auf Sie nicht zutrifft. Mit VS 2 und VS 3 lassen sich unnötige Einschränkungen vermeiden. Welche VS auf Sie zutrifft, erfahren Sie in Kapitel 2.2.

Kennzeichnung	Bedeutung
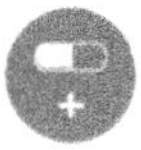	Hier finden Sie die jeweils zusätzlich vertragene Menge je eingenommener starker Lactasekapsel. Wichtig: Diese ist unabhängig von Ihrer Verträglichkeitsstufe. Beispiel: Steht bei einer Eiscreme + 1/4 und ist die Einheit eine Portion (110 g), so vertragen Sie pro eingenommener starker (ab 12 000 FCC) Lactasekapsel ¼ einer Portion zusätzlich zu der ohnehin von Ihnen vertragenen Menge. Gehen wir davon aus, dass die Standardmenge pro Mahlzeit ohnehin ¼ beträgt, vertragen Sie also mit der Lactasekapsel ¼ + ¼, also ½ Portion (55 g).

Hinweis: Bitte beachten Sie stets auch die Inhaltsstoffangaben auf der Verpackung. Besonders wenn kein Hersteller angegeben ist, variiert zum Teil die Zusammensetzung. Bedenken Sie weiterhin das Gewicht einer Einheit in Gramm. Die durchschnittlichen Portionsgrößen, auf denen die Angaben beruhen, sind unter Umständen größer oder kleiner als gedacht, z. B. 30 g für Corn Flakes.

3.1.4 Ernährungstabellenverzeichnis

3.2 Eis

Eis	Standardmenge	Einheit/Gesamtmenge/Info	0/2/3	
Ben & Jerry's® Ice Cream, Chocolate Fudge Brownie	¼	Portion (110 g); 28 g insgesamt	0 0,75 1,25	+¼
Ben & Jerry's® Ice Cream, Chunky Monkey	¼	Portion (107 g); 27 g insgesamt	0 0,75 1,25	+¼
Ben & Jerry's® Ice Cream, Clever Cookies	½	Portion (107 g); 54 g insgesamt	0,25 1,25 1,75	+½
Ben & Jerry's® Ice Cream, Cookie Dough	½	Portion (104 g); 52 g insgesamt	0,25 1 1,75	+¼
Ben & Jerry's® Ice Cream, Fairly Nuts	½	Portion (106 g); 53 g insgesamt	0,25 1 1,5	+¼
Ben & Jerry's® Ice Cream, Half Baked	¼	Portion (108 g); 27 g insgesamt	0 0,75 1,25	+¼
Ben & Jerry's® Ice Cream, Karamel Sutra	½	Portion (106 g); 53 g insgesamt	0,25 1 1,5	+¼
Ben & Jerry's® Ice Cream, New York Super Fudge Chunk®	¼	Portion (104 g); 26 g insgesamt	0 0,75 1,25	+¼
Ben & Jerry's® Ice Cream, Peanut Butter Cup	½	Portion (115 g); 58 g insgesamt	0,25 1 1,75	+¼
Ben & Jerry's® Ice Cream, Vanilla	½	Portion (103 g); 52 g insgesamt	0,25 1 1,75	+¼
Eiscreme light	9¾	Teelöffel (5 g); 49 g insgesamt	4,75 19,75 29,5	+8
Fruchtsorbet		Lactosefrei		
Häagen-Dazs® Eiscreme BAILEYS®	½	Portion (102 g); 51 g insgesamt	0,25 1 1,5	+¼
Häagen-Dazs® Eiscreme Cherry	½	Portion (101 g); 51 g insgesamt	0,25 1 1,75	+½

Eis	Standardmenge	Einheit/Gesamtmenge/Info	0/2/3	
Häagen-Dazs® Eiscreme Chocolate	¼	Portion (106 g); 27 g insgesamt	0 0,75 1,25	+¼
Häagen-Dazs® Eiscreme Coffee	¼	Portion (106 g); 27 g insgesamt	0 0,75 1,25	+¼
Häagen-Dazs® Eiscreme Cookies & Cream	½	Portion (102 g); 51 g insgesamt	0,25 1 1,75	+¼
Häagen-Dazs® Eiscreme Erdbeere	½	Portion (106 g); 53 g insgesamt	0,25 1 1,5	+¼
Häagen-Dazs® Eiscreme Mango	¼	Portion (106 g); 27 g insgesamt	0 0,75 1,25	+¼
Häagen-Dazs® Eiscreme Pecannuss	½	Portion (106 g); 53 g insgesamt	0,25 1,25 1,75	+½
Häagen-Dazs® Eiscreme Pistazie	½	Portion (106 g); 53 g insgesamt	0,25 1,25 1,75	+½
Häagen-Dazs® Eiscreme Rocky Road	¼	Portion (104 g); 26 g insgesamt	0 0,75 1,25	+¼
Häagen-Dazs® Secret Sensations Crème Brûlée	½	Portion (107 g); 54 g insgesamt	0,25 1 1,5	+¼
Häagen-Dazs® Eiscreme Vanille	½	Portion (106 g); 53 g insgesamt	0,25 1,25 1,75	+½
Häagen-Dazs® Frozen Yogurt, Schokolade	½	Portion (106 g); 53 g insgesamt	0,25 1,25 2	+½
Häagen-Dazs® Frozen Yogurt, Vanille	½	Portion (106 g); 53 g insgesamt	0,25 1,25 1,75	+½
Kokosnusssorbet	18¾	Portion (106 g); 1988 g insgesamt	9,25 37,5 56,5	+15½
Nestlé Schöller® Nucki Nuss Eishörnchen	1	Stück (96 g); 96 g insgesamt	0,5 2,25 3,25	+¾
Sandwicheis	1¼	Stück (72 g); 90 g insgesamt	0,5 2,75 4	+1
Schokoladeneis	1	Portion (65 g); 65 g insgesamt	0,5 2,25 3,5	+1

Eis	Standardmenge		Einheit/Gesamtmenge/Info	0/2/3	
Schokoladeneis, zuckerfrei	11½		Teelöffel (5 g); 58 g insgesamt	5,75 23,25 34,75	+9½
Schokoladensorbet			Enthält nur Spuren		
Vanilleeis, lactosefrei	4		Portion (65 g); 260 g insgesamt	2 8,25 12,5	+3¼
Walnusseis	½		Portion (106 g); 53 g insgesamt	0,25 1,25 1,75	+½
Wassereis			Lactosefrei		
Wassereis aus Saft			Lactosefrei		
Wassereis, zuckerfrei			Lactosefrei		

3.3 Getränke

3.3.1 Alkoholika

Alkoholika	Standardmenge	Einheit/Gesamtmenge/Info	0/2/3	
Amaretto		Lactosefrei		
Apfelschnaps		Lactosefrei		
Aquavit		Lactosefrei		
Bier		Lactosefrei		
Bier, alkoholfrei		Lactosefrei		
Bier, schwarz		Lactosefrei		
Bier, stark		Lactosefrei		
Black Russian		Lactosefrei		
Bloody Mary		Lactosefrei		
Bourbon Whiskey		Lactosefrei		
Bowle mit Früchten		Lactosefrei		
Branntwein		Lactosefrei		
Branntwein, Obst		Lactosefrei		
Burgunder, rot		Lactosefrei		

Alkoholika	Standardmenge	Einheit/Gesamtmenge/Info	0/2/3	
Burgunder, weiß		Lactosefrei		
Campari®		Lactosefrei		
Cape Cod		Lactosefrei		
Champagner		Lactosefrei		
Champagner Punch		Lactosefrei		
Chardonnay		Lactosefrei		
Club Soda		Lactosefrei		
Cognac		Lactosefrei		
Cointreau®		Lactosefrei		
Crème de Cacao® (Likör)		Lactosefrei		
Cremé de Menthe		Lactosefrei		
Curaçao		Lactosefrei		
Daiquiri		Lactosefrei		
Eierlikör	¼	Glas (200 ml); 50 ml insgesamt	0 0,5 0,75	+0,24
Gibson		Lactosefrei		
Gin		Lactosefrei		

Alkoholika	Standardmenge	Einheit/Gesamtmenge/Info	0/2/3	
Grand Marnier®		Lactosefrei		
Grasshopper	1¼	Glas (200 ml); 250 ml insgesamt	0,5 2,5 3,75	+1
Harvey Wallbanger		Lactosefrei		
Kaffeelikör		Lactosefrei		
Kamikaze		Lactosefrei		
Kirschschnaps		Lactosefrei		
Long Island Eistee		Lactosefrei		
Mai Tai		Lactosefrei		
Manhattan		Lactosefrei		
Margarita, frozen		Lactosefrei		
Martini®		Lactosefrei		
Merlot, rot		Lactosefrei		
Merlot, weiß		Lactosefrei		
Mint Julep		Lactosefrei		
Mojito		Lactosefrei		
Muskatwein		Lactosefrei		

Alkoholika	Standardmenge	Einheit/Gesamtmenge/Info		0/2/3	
Ouzo			Lactosefrei		
Pina Colada			Lactosefrei		
Portwein			Lactosefrei		
Riesling			Lactosefrei		
Rob Roy			Lactosefrei		
Rompope	¼		Glas (200 ml); 50 ml insgesamt	0 0,75 1,25	+¼
Rum			Lactosefrei		
Rum und Cola			Lactosefrei		
Rusty Nail			Lactosefrei		
Sake			Lactosefrei		
Sambuca			Lactosefrei		
Sangria			Lactosefrei		
Schlehen-Gin			Lactosefrei		
Schnaps			Lactosefrei		
Scotch und Soda			Lactosefrei		
Screwdriver			Lactosefrei		

Alkoholika	Standardmenge	Einheit/Gesamtmenge/Info	0/2/3	
Seabreeze		☺ Lactosefrei		
Singapore Sling		☺ Lactosefrei		
Sloe Gin Fizz		☺ Lactosefrei		
Southern Comfort		☺ Lactosefrei		
Spritzer		☺ Lactosefrei		
Tequila		☺ Lactosefrei		
Tequila Sunrise		☺ Lactosefrei		
Tokajer		☺ Lactosefrei		
Tom Collins		☺ Lactosefrei		
Triple Sec		☺ Lactosefrei		
Vodka		☺ Lactosefrei		
Wein, alkoholfrei		☺ Lactosefrei		
Wein, rosé		☺ Lactosefrei		
Wein, Silvaner		☺ Lactosefrei		
Whisky		☺ Lactosefrei		
Whisky sour		☺ Lactosefrei		

Alkoholika	Standardmenge	Einheit/Gesamtmenge/Info	0/2/3	
White Russian	1½	Glas (200 ml); 300 ml insgesamt	0,75 3,25 4,75	+1¼
Wurzelbier		Lactosefrei		

3.3.2 Heiße Getränke

Heiße Getränke	Standardmenge	Einheit/Gesamtmenge/Info	0/2/3	
Brauner Zucker		Lactosefrei		
Caffè Latte mit Sirup	½	Tasse (150 ml); 75 ml insgesamt	0,25 1 1,5	+¼
Caffè Latte ohne Sirup	½	Tasse (150 ml); 75 ml insgesamt	0,25 1 1,5	+¼
Cappuccino, entkoffeiniert	½	Tasse (150 ml); 75 ml insgesamt	0,25 1 1,5	+¼
Cappuccino, entkoffeiniert, mit Sirup	½	Tasse (150 ml); 75 ml insgesamt	0,25 1 1,5	+¼
Cappuccino, in Flasche	½	Tasse (150 ml); 75 ml insgesamt	0,25 1,25 2	+½
Chai Tee		Lactosefrei		
Chicorée Kaffee		Lactosefrei		
Espresso mit Sirup		Lactosefrei		
Fencheltee		Lactosefrei		
Grüner Tee, stark		Lactosefrei		
Heiße Schokolade, weiß	¼	Tasse (150 ml); 38 ml insgesamt	0 0,5 1	+¼
Instantkaffee		Lactosefrei		
Irish Coffee mit Sahne	3¾	Tasse (150 ml); 563 ml insgesamt	1,75 7,5 11,25	+3
Kaffee Americano		Lactosefrei		

Heiße Getränke	Standardmenge	Einheit/Gesamtmenge/Info	0/2/3	
Kaffee Americano mit Sirup		Lactosefrei		
Kaffee aus Fertigmix		Enthält nur Spuren		
Kaffee, entkoffeiniert		Lactosefrei		
Kaffeesubstitut, koffeinfrei, Kaffee Caro® Kaffee		Lactosefrei		
Kaffeeweißer	¼	Portion (22,64 g); 6 g insgesamt	0 0,5 0,75	+0,22
Kakao, selbstgemacht	¼	Tasse (150 ml); 38 ml insgesamt	0 0,5 1	+¼
Kamillentee		Lactosefrei		
Kondensmilch, gesüßt	½	Portion (38 g); 19 g insgesamt	0,25 1,25 2	+½
Kondensmilch, gesüßt fettreduziert	½	Portion (39 g); 20 g insgesamt	0,25 1,25 1,75	+½
Kräutertee, stark		Lactosefrei		
Löwenzahntee, stark		Lactosefrei		
Milch, fettfrei	¼	Tasse (150 ml); 38 ml insgesamt	0 0,5 1	+¼
Milch, lactosereduziert		Lactosefrei		
Milch, lactosereduziert fettfrei		Lactosefrei		
Milchkaffee	½	Tasse (150 ml); 75 ml insgesamt	0,25 1 1,5	+¼
Mokka ohne Sirup	½	Tasse (150 ml); 75 ml insgesamt	0,25 1 1,5	+¼

Heiße Getränke	Standardmenge	Einheit/Gesamtmenge/Info	VS 0/2/3	
Mokkatasse		Lactosefrei		
Nestlé® Choccino	¼	Tasse (150 ml); 38 ml insgesamt	0 0,5 1	+¼
Nestlé® feinste heiße Schokolade, Vollmilch zubereitet	¼	Tasse (150 ml); 38 ml insgesamt	0 0,5 1	+¼
Nestlé® Nesquik®	¼	Glas (200 ml); 50 ml insgesamt	0 0,5 0,75	0,23
Oolong-Tee, stark		Lactosefrei		
Sahne, 20 % Fett	5¼	Portion (15 g); 79 g insgesamt	2,5 10,75 16,25	+4½
Pfefferminztee		Lactosefrei		
Schwarzer Tee, stark		Lactosefrei		
Sojamilch, Schokolade mit Zucker		Lactosefrei		
Sprühsahne	9¾	Portion (5 g); 49 g insgesamt	4,75 19,5 29,5	+8
Sprühsahne, fettfrei	9¾	Portion (5 g); 49 g insgesamt	4,75 19,5 29,5	+8
Starbucks® Bottled Vanilla Frappuccino®	½	Tasse (150 ml); 75 ml insgesamt	0,25 1,25 1,75	+½
Starbucks® Caramel Hot Chocolate	¼	Tasse (150 ml); 38 ml insgesamt	0 0,5 1	+¼
Starbucks® Frappuccino®	½	Tasse (150 ml); 75 ml insgesamt	0,25 1,25 2	+½
Starbucks® Frappuccino® light	½	Tasse (150 ml); 75 ml insgesamt	0,25 1,25 2	+½
Starbucks® Premium Hot Chocolate	¼	Tasse (150 ml); 38 ml insgesamt	0 0,5 1	+¼

Heiße Getränke	**Standardmenge**	**Einheit/Gesamtmenge/Info**	**0/2/3**	
Süßstoff (Splenda®)		Lactosefrei		
Süßstoff (Zsweet®)		Lactosefrei		
Weißer Tee, stark		Lactosefrei		
Weißer Zucker		Lactosefrei		

3.3.3 Säfte

Säfte	Standardmenge	Einheit/Gesamtmenge/Info	0/2/3
Ananas-Orangensaft		Lactosefrei	
Ananassaft		Lactosefrei	
Apfel- Erdbeer- Bananensaft		Lactosefrei	
Apfelsaft		Lactosefrei	
Apfel-Traubensaft		Lactosefrei	
Aprikosensaft		Lactosefrei	
Bananensaft		Lactosefrei	
Birnensaft		Lactosefrei	
Capri-Sonne®		Lactosefrei	
Cranberry-Apfelsaft		Lactosefrei	
Cranberry-Heidelbeer-Mix		Lactosefrei	
Cranberrysaft		Lactosefrei	
Erdbeersaft		Lactosefrei	
Gemüsesaft		Lactosefrei	
Granatapfelsaft		Lactosefrei	

Säfte	Standardmenge	Einheit/Gesamtmenge/Info	0/2/3
Grapefruitsaft		Lactosefrei	
Heidelbeersaft		Lactosefrei	
Himbeer-Cranberrysaft		Lactosefrei	
Himbeere		Lactosefrei	
Johannisbeersaft, schwarz		Lactosefrei	
Karottensaft		Lactosefrei	
Kirschsaft		Lactosefrei	
Limettensaft		Lactosefrei	
Mango-Orangensaft		Lactosefrei	
Mangosaft		Lactosefrei	
Maracujasaft		Lactosefrei	
Marillensaft		Lactosefrei	
Multivitaminsaft		Lactosefrei	
Orangen-Kiwisaft		Lactosefrei	
Orangensaft		Lactosefrei	
Pfirsichsaft		Lactosefrei	

Säfte	Standardmenge	Einheit/Gesamtmenge/Info	0/2/3	
Pflaumensaft		☺ Lactosefrei		
Tomatensaft		☺ Lactosefrei		
Traubensaft		☺ Lactosefrei		
Zitronensaft		☺ Lactosefrei		

3.3.4 Softdrinks

Softdrinks	Standardmenge	Einheit/Gesamtmenge/Info	VS 0/2/3	
7UP®		Lactosefrei		
7UP® light		Lactosefrei		
Cherry Coke®		Lactosefrei		
Coca Cola®		Lactosefrei		
Coca Cola® lemon		Lactosefrei		
Coca Cola® light®		Lactosefrei		
Coke Zero®		Lactosefrei		
Dr. Pepper® Zero		Lactosefrei		
Fanta®		Lactosefrei		
Fanta® Himbeere		Lactosefrei		
Fanta®, zero		Lactosefrei		
Ginger Ale		Lactosefrei		
Jasmintee		Lactosefrei		
Lipton® Eistee		Lactosefrei		
Lipton® Eistee Zero		Lactosefrei		

Softdrinks	Standardmenge	Einheit/Gesamtmenge/Info	0/2/3	
Mate-Tee		Lactosefrei		
Monster Energy Drink®		Lactosefrei		
Monster Energy Drink® Khaos®		Lactosefrei		
Mountain Dew®		Lactosefrei		
Mountain Dew® Code Red		Lactosefrei		
Nestea®		Lactosefrei		
Nestea® ohne Zucker		Lactosefrei		
Nestea®, Instantpulver		Lactosefrei		
Nestea®, Instantpulver zuckerfrei		Lactosefrei		
No Fear®		Lactosefrei		
No Fear® Sugar Free		Lactosefrei		
Pepsi®		Lactosefrei		
Pepsi® light		Lactosefrei		
Pepsi® Max		Lactosefrei		
Pepsi® Twist		Lactosefrei		
Red Bull® Energy Drink		Lactosefrei		

Softdrinks	Standardmenge	Einheit/Gesamtmenge/Info	0/2/3
Red Bull® Energy Drink Sugarfree		Lactosefrei	
Rockstar Original®		Lactosefrei	
Rockstar Original® Zero Sugar		Lactosefrei	
Schweppes® Bitter Lemon®		Lactosefrei	
Sprite Zero®		Lactosefrei	
Sprite®		Lactosefrei	
Sprudelwasser		Lactosefrei	
Tonic Water		Lactosefrei	
Tonic Water, Slimline		Lactosefrei	
Vanilla Coke®		Lactosefrei	
Wasser, still		Lactosefrei	

3.4 Kalte Speisen

3.4.1 Aufschnitt

Aufschnitt	Standardmenge	Einheit/Gesamtmenge/Info	0/2/3	
Ahornsirup		Lactosefrei		
Alpenkäse, 25 % Fett	37¼	Portion (30 g); 1118 g insgesamt	18,5 74,5 >90	+31
Blauschimmelkäse	20	Portion (30 g); 600 g insgesamt	10 40 60	+16½
Blauschimmelkäse, flüssig	1¾	Portion (30 g); 53 g insgesamt	0,75 3,5 5,25	+1¼
Brie	22	Portion (30 g); 660 g insgesamt	11 44,25 66,5	+18½
Butter, leicht gesalzen		Enthält nur Spuren		
Butter, ungesalzen		Enthält nur Spuren		
Camembert	21½	Portion (30 g); 645 g insgesamt	10,75 43,25 65	+18
Cheddar Käse	43¼	Portion (30 g); 1298 g insgesamt	21,5 86,75 >90	+36
Colby-Jack	27¼	Portion (30 g); 818 g insgesamt	13,5 54,75 82	+22¾
Edamer	6¾	Portion (30 g); 203 g insgesamt	3,25 13,75 20,75	+5¾
Fleischwurst, fettreduziert		Lactosefrei		
Fleischwurst, Rind		Lactosefrei		
Frischkäse	2¾	Portion (30 g); 83 g insgesamt	1,25 5,5 8,5	+2¼

Aufschnitt	Standardmenge	Einheit/Gesamtmenge/Info	0/2/3	
Frischkäse mit Kräutern	2½	Portion (30 g); 75 g insgesamt	1,25 5 7,5	+2
Gorgonzola	20	Portion (30 g); 600 g insgesamt	10 40 60	+16½
Gouda	4½	Portion (30 g); 135 g insgesamt	2,25 9 13,5	+3¾
Halbfettmargarine	21¾	Portion (9 g); 196 g insgesamt	10,75 43,5 65,25	+18
Honig		Enthält nur Spuren		
Käsesoße	¼	Portion (66 g); 17 g insgesamt	0 0,5 1	+¼
Kräuterquark	3½	Portion (55 g); 193 g insgesamt	1,75 7 10,5	+2¾
Lactosereduzierter Hüttenkäse, 1 % Fett	3¼	Portion (110 g); 358 g insgesamt	1,5 6,75 10	+2¾
Limburger	20¼	Portion (30 g); 608 g insgesamt	10 40,75 61	+17
Margarine	31	Portion (14 g); 434 g insgesamt	15,5 62 >90	+25¾
Margarine mit Leinöl	32¼	Portion (14 g); 452 g insgesamt	16 64,75 >90	+27
Margarine, fettfrei	15½	Portion (14 g); 217 g insgesamt	7,75 31,25 46,75	+13
Marmelade		Lactosefrei		
Marmelade, ohne Zuckerzusatz		Lactosefrei		
Marmelade, zuckerfrei mit Aspartam		Lactosefrei		
Marmelade, zuckerfrei mit Saccharin		Lactosefrei		

Aufschnitt	Standardmenge	Einheit/Gesamtmenge/Info	0/2/3	
Marmelade, zuckerfrei mit Sucralose		Lactosefrei		
Marmelade, zuckerreduziert		Lactosefrei		
Mascarpone	2½	Portion (30 g); 75 g insgesamt	1,25 5 7,5	+2
Mortadella		Lactosefrei		
Münsterkäse	8¾	Portion (30 g); 263 g insgesamt	4,25 17,75 26,75	+7¼
Nutella®	32¼	Portion (37 g); 1193 g insgesamt	16 64,75 >90	+27
Orangenmarmelade, zuckerfrei mit Aspartam		Lactosefrei		
Orangenmarmelade, zuckerfrei mit Saccharin		Lactosefrei		
Orangenmarmelade, zuckerfrei mit Sucralose		Lactosefrei		
Roquefort	5	Portion (30 g); 150 g insgesamt	2,5 10 15	+4
Sahnekäse	3	Portion (30 g); 90 g insgesamt	1,5 6 9,25	+2½
Salami		Lactosefrei		
Sandwichkäse	4½	Portion (30 g); 135 g insgesamt	2,25 9,25 13,75	+3¾
Schweizer Käse		Enthält nur Spuren		
Schweizer Käse, salzreduziert		Enthält nur Spuren		
Sojakäse, verschieden Geschmacksrichtungen	9	Portion (30 g); 270 g insgesamt	4,5 18,25 27,25	+7½

Aufschnitt	Standardmenge		Einheit/Gesamtmenge/Info	0/2/3	
Sonnenblumenölmargarine	30		Portion (14,19 g); 426 g insgesamt	15 60,25 >90	+25
Tilsiter	5¼		Portion (30 g); 158 g insgesamt	2,5 10,5 15,75	+4¼
Ziegenkäse	4½		Portion (30 g); 135 g insgesamt	2,25 9 13,75	+3¾

3.4.2 Brot

Brot	Standardmenge	Einheit/Gesamtmenge/Info	0/2/3	
Baguette, Weizen		Lactosefrei		
Bretzeln		Lactosefrei		
Englisches Muffin-Brot		Lactosefrei		
Focaccia		Lactosefrei		
Glutenfreies Brot		Lactosefrei		
Kartoffelbrot	6¼	Scheibe (34 g); 213 g insgesamt	3 12,75 19	+5¼
Knäckebrot		Lactosefrei		
Pumpernickel		Lactosefrei		
Reisbrot		Lactosefrei		
Roggenbrot		Lactosefrei		
Roggenbrötchen		Lactosefrei		
Rosinenbrot		Lactosefrei		
Sauerteigbrot		Lactosefrei		
Sojabrot	3½	Scheibe (42 g); 147 g insgesamt	1,75 7,25 11	+3
Toast mit Zimt und Zucker, Weizenbrot	49½	Scheibe (42 g); 2079 g insgesamt	24,75 >90 >90	+41¼

Brot	Standardmenge	Einheit/Gesamtmenge/Info	0/2/3	
Toastbrot	62½	Scheibe (42 g); 2625 g insgesamt	31,25 >90 >90	+52
Vollkornbrot		Lactosefrei		
Weißbrot		Enthält nur Spuren		
Weizenbrot, gefärbt		Lactosefrei		
Weizenbrötchen		Lactosefrei		
Weizenvollkornbrot		Lactosefrei		

3.4.3 Cerealien

Cerealien	Standardmenge	Einheit/Gesamtmenge/Info	0/2/3	
Ahornsirup		Lactosefrei		
All-Bran®		Lactosefrei		
Amarantflocken		Lactosefrei		
Corn Flakes (Kellogg's®)		Lactosefrei		
Crunchy Nut Corn Flakes (Kellogg's®)		Enthält nur Spuren		
Froot Loops (Kellogg's®)		Lactosefrei		
Frosties (Kellogg's®)		Lactosefrei		
Frosties (Kellogg's®), zuckerreduziert		Lactosefrei		
Haferflocken		Lactosefrei		
Hirse		Lactosefrei		
Honig		Enthält nur Spuren		
Knuspermüsli mit Früchten		Lactosefrei		
Knuspermüsli mit Nüssen und Honig		Lactosefrei		
Milch, fettfrei	¼	Glas (200 ml); 50 ml insgesamt	0 0,5 0,75	+0,21
Milch, lactosereduziert fettfrei		Lactosefrei		

Cerealien	Standardmenge	Einheit/Gesamtmenge/Info	0/2/3	
Milch, lactosereduziert fettfrei mit Calcium		Lactosefrei		
Müsli mit Rosinen und Banenenchips	14	Stück (25 g); 350 g insgesamt	7 28,25 42,25	+11¾
Müsliriegel mit Banane	14	Stück (25 g); 350 g insgesamt	7 28,25 42,25	+11¾
Müsliriegel mit Blaubeeren	10	Stück (35 g); 350 g insgesamt	5 20 30,25	+8¼
Müsliriegel mit Cranberries und Dunkelschokolade	13	Stück (27 g); 351 g insgesamt	6,5 26 39,25	+10¾
Müsliriegel mit Honig	10	Stück (35 g); 350 g insgesamt	5 20 30,25	+8¼
Müsliriegel mit Kirsche und Dunkelschokolade	12	Stück (29 g); 348 g insgesamt	6 24,25 36,5	+10
Müsliriegel mit Kokosnuss	4	Stück (28 g); 112 g insgesamt	2 8,25 12,25	+3¼
Müsliriegel mit Mandeln, enthält Milchpulver	11¾	Stück (30 g); 353 g insgesamt	5,75 23,5 35,25	+9¾
Müsliriegel mit Rosinen	12	Stück (29 g); 348 g insgesamt	6 24,25 36,5	+10
Müsliriegel mit Schokostückchen	14	Stück (25 g); 350 g insgesamt	7 28,25 42,25	+11¾
Müslix (Kellogg's®)		Lactosefrei		
Nestlé® CiniMinis		Lactosefrei		
Nestlé® Clusters		Lactosefrei		
Nestlé® Cookie Crisp		Lactosefrei		
Nestlé® Fitness		Lactosefrei		

Cerealien	Standardmenge	Einheit/Gesamtmenge/Info	0/2/3	
Nestlé® NESQUIK Knusper-Frühstück		Lactosefrei		
Nestlé® Shreddies Choko		Lactosefrei		
Nestlé® Shreddies Classic		Lactosefrei		
Nestlé® Shreddies Honig		Lactosefrei		
Rice Krispies		Lactosefrei		
Schoko Krispies (Kellogg's®)		Lactosefrei		
Smacks (Kellogg's®)		Lactosefrei		
Special K® Black Berry (Kellogg's®)		Lactosefrei		
Special K® Original cereal (Kellogg's®)	13	Portion (30 g); 390 g insgesamt	6,5 26,25 39,25	+10¾
Special K® Red Fruit (Kellogg's®)		Lactosefrei		
Special K® Zimt Walnuss (Kellogg's®)		Lactosefrei		
Toppas (Kellogg's®)		Lactosefrei		
Weetabix®		Lactosefrei		
Wheaties® (General Mills)		Lactosefrei		
Zimttaschen		Lactosefrei		

3.4.4 Knabbereien

Knabbereien	Standardmenge	Einheit/Gesamtmenge/Info	0/2/3	
Brotchips		Lactosefrei		
Cashewkerne		Lactosefrei		
Chia Samen		Lactosefrei		
Chips mit Salz und Pfeffer		Lactosefrei		
Chips, gesalzen		Lactosefrei		
Cracker, ähnlich Tuc®		Lactosefrei		
Erdnussbutter, ungesalzen		Lactosefrei		
Erdnüsse, geröstet und gesalzen		Lactosefrei		
Ginkonuss		Lactosefrei		
Haselnüsse		Lactosefrei		
Kartoffelsticks		Lactosefrei		
Käsecräcker		Lactosefrei		
Käseflips	4	Hand (21 g); 84 g insgesamt	2 8 12,25	+3¼
Kastanien, geröstet		Lactosefrei		
Kokosnuss		Lactosefrei		

Knabbereien	Standardmenge	Einheit/Gesamtmenge/Info	0/2/3	
Kokosnussmilch		Lactosefrei		
Kokosnussraspeln		Lactosefrei		
Kokosnussraspeln gesüßt		Lactosefrei		
Kürbiskerne		Lactosefrei		
Lay's® Potato Chips, Classic		Lactosefrei		
Lay's® Potato Chips, Salt & Vinegar		Lactosefrei		
Lay's® Potato Chips, Sour Cream & Onion		Lactosefrei		
Lay's® Stax Potato Crisps, Cheddar		Lactosefrei		
Lay's® Stax Potato Crisps, Hot 'n Spicy Barbecue		Lactosefrei		
Leinsamen		Lactosefrei		
Macadamianuss		Lactosefrei		
Mandeln		Lactosefrei		
Nachos	28	Hand (21 g); 588 g insgesamt	14 56 84	+23¼
Nachos mit Käsegeschmack		Enthält nur Spuren		
Paranuss		Lactosefrei		
Pecannuss		Lactosefrei		

Knabbereien	Standardmenge	Einheit/Gesamtmenge/Info	VSF 0/2/3	
Pinienkerne		Lactosefrei		
Pistazien		Lactosefrei		
Popcorn, gezuckert		Enthält nur Spuren		
Pringles® Original		Lactosefrei		
Pringles® Salt & Vinegar		Lactosefrei		
Pringles® Sour Cream & Onion		Lactosefrei		
Pringles® Texas BBQ Sauce		Lactosefrei		
Reiswaffel		Lactosefrei		
Salzstangen		Lactosefrei		
Sesamstangen		Lactosefrei		
Sojachips	5¼	Hand (21 g); 110 g insgesamt	2,5 10,5 16	+4¼
Sonnenblumenkerne		Lactosefrei		
Walnüsse		Lactosefrei		
Weizen Tortilla, frittiert		Lactosefrei		
Zwieback		Lactosefrei		
Zwiebelringe		Lactosefrei		

3.4.5 Milchprodukte

Milchprodukte	Standardmenge	Einheit/Gesamtmenge/Info	0/2/3	
Abwehrkräftejoghurt, alle Geschmacksrichtungen	½	Stück (115 g); 58 g insgesamt	0,25 / 1 / 1,5	+¼
Babybel®, Cheddar		Enthält nur Spuren		
Babybel®, Original	12¾	Stück (21 g); 268 g insgesamt	6,25 / 25,5 / 38,25	+10½
Danone® Activa Yoghurt	½	Stück (115 g); 58 g insgesamt	0,25 / 1 / 1,5	+¼
Danone® Aktiva®, light vanille	¼	Stück (115 g); 29 g insgesamt	0 / 0,5 / 1	+¼
Danone® Fruchtjoghurt	¼	Stück (115 g); 29 g insgesamt	0 / 0,75 / 1	+¼
Danone® Honigjoghurt	½	Stück (150 g); 75 g insgesamt	0,25 / 1 / 1,5	+¼
Danone® Schokoladenjoghurt	½	Stück (150 g); 75 g insgesamt	0,25 / 1 / 1,5	+¼
Erdbeermilch	¼	Glas (200 ml); 50 ml insgesamt	0 / 0,5 / 0,75	+¼
Fetakäse	2¼	Portion (30 g); 68 g insgesamt	1 / 4,75 / 7,25	+2
Fetakäse, fettfrei	¾	Portion (30 g); 23 g insgesamt	0,25 / 1,75 / 2,75	+¾
Fonduekäse		Enthält nur Spuren		
Fruchtjoghurt	2¾	Esslöffel (15 g); 41 g insgesamt	1,25 / 5,75 / 8,5	+2¼
Griechischer Joghurt, fettreduziert natur	¼	Stück (250 g); 63 g insgesamt	0 / 0,75 / 1,25	+¼
Hafermilch		Lactosefrei		

Milchprodukte	Standardmenge	Einheit/Gesamtmenge/Info	0/2/3	
Joghurt mit Cerealien	¼	Stück (250 g); 63 g insgesamt	0 0,5 0,75	+0,24
Joghurt, Blaubeere	¼	Stück (250 g); 63 g insgesamt	0 0,5 0,75	+¼
Joghurt, Erdbeere	¼	Stück (250 g); 63 g insgesamt	0 0,5 0,75	+¼
Joghurt, fettfrei Erdbeere	¼	Stück (250 g); 63 g insgesamt	0 0,5 0,75	+¼
Joghurt, fettfrei Himbeere	¼	Stück (250 g); 63 g insgesamt	0 0,5 0,75	+¼
Joghurt, fettfrei natur	¼	Stück (150 g); 38 g insgesamt	0 0,5 0,75	+0,22
Joghurt, fettfrei Pfirsich	¼	Stück (250 g); 63 g insgesamt	0 0,5 0,75	+¼
Joghurt, fettfrei Sauerkirsche	5¼	Esslöffel (15 g); 79 g insgesamt	2,5 10,75 16,25	+4½
Joghurt, fettfrei Vanille	¼	Stück (150 g); 38 g insgesamt	0 0,75 1,25	+¼
Joghurt, fettfrei Zitrone	½	Stück (150 g); 75 g insgesamt	0,25 1 1,5	+¼
Joghurt, gesüßt mit Aspartam	4	Esslöffel (15 g); 60 g insgesamt	2 8 12	+3¼
Joghurt, gesüßt mit Sucralose	¼	Stück (250 g); 63 g insgesamt	0 0,5 0,75	+¼
Joghurt, Karamell	½	Stück (100 g); 50 g insgesamt	0,25 1,25 2	+½
Joghurt, Schokolade	½	Stück (150 g); 75 g insgesamt	0,25 1 1,5	+¼
Kefir	¼	Portion (220 g); 55 g insgesamt	0 0,5 1	+¼
Kondensmilch, gesüßt	½	Portion (38 g); 19 g insgesamt	0,25 1,25 2	+½

Milchprodukte	Standardmenge	Einheit/Gesamtmenge/Info	0/2/3	
Kondensmilch, gesüßt fettreduziert	½	Portion (39 g); 20 g insgesamt	0,25 / 1,25 / 1,75	+½
Mandelmilch, ungesüßt		Lactosefrei		
Mangomilch	¼	Glas (200 ml); 50 ml insgesamt	0 / 0,75 / 1,25	+¼
Milch, 2 % Fett	¼	Glas (200 ml); 50 ml insgesamt	0 / 0,5 / 0,75	+0,23
Milch, fettfrei	¼	Glas (200 ml); 50 ml insgesamt	0 / 0,5 / 0,75	+0,23
Milch, lactosereduziert		Lactosefrei		
Milch, lactosereduziert fettfrei		Lactosefrei		
Milch, lactosereduziert fettfrei mit Calcium		Lactosefrei		
Milchreis mit Rosinen	½	Stück (200 g); 100 g insgesamt	0,25 / 1 / 1,5	+¼
Milchreis mit Rosinen und Kokosnuss	½	Stück (200 g); 100 g insgesamt	0,25 / 1 / 1,75	+¼
Milchreis, pur	½	Stück (200 g); 100 g insgesamt	0,25 / 1 / 1,5	+¼
Mozzarella	2¾	Portion (30 g); 83 g insgesamt	1,25 / 5,75 / 8,75	+2¼
Mozzarella, fettfrei	2¾	Portion (30 g); 83 g insgesamt	1,25 / 5,75 / 8,75	+2¼
Parmesan		Enthält nur Spuren		
Parmesan, fettfrei		Enthält nur Spuren		+75¾
Puddingpulver, diverse Sorten		Lactosefrei		

Milchprodukte	Standardmenge	Einheit/Gesamtmenge/Info	0/2/3	
Quark	3½	Portion (55 g); 193 g insgesamt	1,75 7 10,5	+2¾
Reiskäse, verschieden Geschmacksrichtungen	12	Portion (30 g); 360 g insgesamt	6 24,25 36,25	+10
Reismilch, ungesüßt		Lactosefrei		
Ricotta	17½	Portion (55 g); 963 g insgesamt	8,75 35 52,75	+14½
Sahne, 11 % Fett	2¼	Portion (30 g); 68 g insgesamt	1 4,5 6,75	+1¾
Sahne, 20 % Fett	5¼	Portion (15 g); 79 g insgesamt	2,5 10,75 16,25	+4½
Saure Sahne	3¼	Portion (30 g); 98 g insgesamt	1,5 6,75 10,25	+2¾
Saure Sahne, fettreduziert	3¼	Portion (30 g); 98 g insgesamt	1,5 6,75 10,25	+2¾
Schokoladenpudding	¾	Stück (200 g); 150 g insgesamt	0,25 1,75 2,5	+½
Schokoladenpudding zuckerfrei	89¼	Esslöffel (15 g); 1339 g insgesamt	44,5 >90 >90	+74¼
Sojamilch, künstlich gesüßt		Lactosefrei		
Sojamilch, Vanillegeschmack mit Zucker gesüßt		Lactosefrei		
Sprühsahne	9¾	Portion (5 g); 49 g insgesamt	4,75 19,5 29,5	+8
Sprühsahne mit Schokolade	9¾	Portion (5 g); 49 g insgesamt	4,75 19,5 29,5	+8
Sprühsahne, fettfrei	9¾	Portion (5 g); 49 g insgesamt	4,75 19,5 29,5	+8
Tofu		Lactosefrei		

Milchprodukte	Standardmenge	Einheit/Gesamtmenge/Info	0/2/3	
Vanilleeis, zuckerfrei	3¼	Esslöffel (15 g); 49 g insgesamt	1,5 6,5 9,75	+2½
Vanillemilchshake Slim-Fast®	2½	Glas (200 ml); 500 ml insgesamt	1,25 5 7,75	+2
Vollmilch	¼	Glas (200 ml); 50 ml insgesamt	0 0,5 0,75	+0,24

3.4.6 Süße Backwaren

Süße Backwaren	Standardmenge	Einheit/Gesamtmenge/Info	0/2/3	
Apfelkuchen		Lactosefrei		
Apfelstreuselkuchen		Lactosefrei		
Apfelstrudel		Enthält nur Spuren		
Apfeltasche	9	Stück (89 g); 801 g insgesamt	4,5 18 27,25	+7½
Arme Ritter	1¼	Stück (131 g); 164 g insgesamt	0,5 2,75 4,25	+1
Bananenmuffin	1¼	Stück (113 g); 141 g insgesamt	0,5 2,75 4,25	+1
Biscotti, mit Schokolade und Nüssen		Enthält nur Spuren		
Brownie mit Walnüssen		Lactosefrei		
Butterkeks		Lactosefrei		
Chocolate Chip Cookie		Lactosefrei		
Cookie, Macadamianuss mit weißer Schokolade	6¾	Stück (38 g); 257 g insgesamt	3,25 13,5 20,25	+5½
Crêpe	1¼	Stück (55 g); 69 g insgesamt	0,5 2,75 4,25	+1
Croissant, mit Früchten	3½	Stück (74 g); 259 g insgesamt	1,75 7,25 11	+3
Croissant, mit Schokolade	3½	Stück (69 g); 242 g insgesamt	1,75 7,25 11	+3
Donut, gefüllt	2¼	Stück (105 g); 236 g insgesamt	1 4,75 7,25	+2

Süße Backwaren	Standardmenge	Einheit/Gesamtmenge/Info	0/2/3	
Donut, gezuckert	4¾	Stück (72,5 g); 344 g insgesamt	2,25 9,75 14,5	+4
Donut, glasiert	4¾	Stück (77 g); 366 g insgesamt	2,25 9,75 14,5	+4
Donut, mit Kokosnuss	4¾	Stück (79 g); 375 g insgesamt	2,25 9,75 14,5	+4
Doppelkeks		Lactosefrei		
Doppelkeks, Vanille	9	Stück (15 g); 135 g insgesamt	4,5 18 27	+7½
Doppelkeks, zuckerfrei		Enthält nur Spuren		
Eierkuchen	5¼	Stück (35 g); 184 g insgesamt	2,5 10,75 16	+4¼
Englischer Muffin, Rosinen	1¼	Stück (66 g); 83 g insgesamt	0,5 2,75 4,25	+1
Erdbeerkuchen		Lactosefrei		
Erdnussbutterkekse	23¾	Stück (34 g); 808 g insgesamt	11,75 47,5 71,25	+19¾
Feingebäck, Orangengeschmack (z. B. Bahlsen® Azora)	32½	Stück (3,75 g); 122 g insgesamt	16,25 65,25 >90	+27
Gewürzspekulatius		Lactosefrei		
Halva (Belgisches Nougat)		Lactosefrei		
Ingwerplätzchen		Lactosefrei		
Kaffeesahnetorte	½	Portion (87,5 g); 44 g insgesamt	0,25 1 1,5	+¼
Kaffeeteilchen, glasiert mit Pudding	3	Stück (125 g); 375 g insgesamt	1,5 6 9	+2½

Süße Backwaren	Standardmenge		Einheit/Gesamtmenge/Info	0/2/3	
Kaffegebäck mit Nougat			Lactosefrei		
Karamellkeks	12¼		Stück (15,5 g); 190 g insgesamt	6 24,75 37,25	+10¼
Karamellteilchen	8¾		Stück (71 g); 621 g insgesamt	4,25 17,5 26,5	+7¼
Käsekuchen, selbstgemacht	½		Stück (220 g); 110 g insgesamt	0,25 1,25 2	+½
Keks mit Erdnusscreme			Lactosefrei		
Keks mit zuckerfreier Zitronencreme	32½		Stück (19,5 g); 634 g insgesamt	16,25 65,25 >90	+27
Kirschkuchen			Lactosefrei		
Lebkuchen			Enthält nur Spuren		
Mandelplätzchen			Enthält nur Spuren		
Mintkeks	32½		Stück (8 g); 260 g insgesamt	16,25 65,25 >90	+27
Möhrenkuchen			Lactosefrei		
Muffin, Blaubeeren	1¼		Stück (113 g); 141 g insgesamt	0,5 2,75 4,25	+1
Muffin, Hafermehl	1¼		Stück (113 g); 141 g insgesamt	0,5 2,75 4,25	+1
Muffin, Kürbis	1¼		Stück (113 g); 141 g insgesamt	0,5 2,75 4,25	+1
Muffin, Möhren	1¼		Stück (113 g); 141 g insgesamt	0,5 2,75 4,25	+1
Oreo®			Lactosefrei		

Süße Backwaren	Standardmenge		Einheit/Gesamtmenge/Info	0/2/3	
Oreo® Schokobrownies mit Oreo®			Enthält nur Spuren		
Oreo®, zuckerfrei			Enthält nur Spuren		
Pfannkuchen, Fertigmix mit Buchweizen			Lactosefrei		
Pfannkuchen, selbstgemacht	2½		Stück (44 g); 110 g insgesamt	1,25 5 7,75	+2
Pfirsichkuchen			Lactosefrei		
Popcorn, mit Butter	36¾		Portion (30 g); 1103 g insgesamt	18,25 73,75 >90	+30¾
Rhabarberkuchen			Lactosefrei		
Rosinenkeks	23¾		Stück (26 g); 618 g insgesamt	11,75 47,5 71,25	+19¾
Schoko-Brownie, fettfrei	3		Stück (44 g); 132 g insgesamt	1,5 6 9	+2½
Schokoladenkeks, glasiert			Lactosefrei		
Schokoladenkuchen			Lactosefrei		
Schokoladenkuchen, glasiert			Lactosefrei		
Schokoladentoffeekeks	52¼		Stück (14,5 g); 758 g insgesamt	26 >90 >90	+43½
Schweineohr (Gebäck)	4¼		Stück (59 g); 251 g insgesamt	2 8,5 13	+3½
Shortbread	18½		Stück (11,34 g); 210 g insgesamt	9,25 37,25 56	+15½
Shortbread, zuckerfrei			Lactosefrei		

Süße Backwaren	Standardmenge	Einheit/Gesamtmenge/Info	0/2/3	
Sirupkeks		Lactosefrei		
Süßkartoffelbrot		Enthält nur Spuren		
Tiramisu	2½	Portion (55 g); 138 g insgesamt	1,25 5 7,5	+2
Twix®	2	Stück (51 g); 102 g insgesamt	1 4,25 6,5	+1¾
Waffeln, aus Weizen, Milch, Fett und Eiern	1	Stück (95 g); 95 g insgesamt	0,5 2,25 3,5	+¾
Waffeln, aus Weizenkleie	¾	Stück (95 g); 71 g insgesamt	0,25 1,75 2,75	+¾
Weizenkeks	45¾	Stück (13 g); 595 g insgesamt	22,75 >90 >90	+38
Weizenkeks, zuckerfrei		Lactosefrei		
Zimtkeks		Lactosefrei		
Zimtschnecke glasiert	9	Stück (44 g); 396 g insgesamt	4,5 18 27,25	+7½
Zitronenkeks		Lactosefrei		
Zuckerkeks, glasiert zuckerfrei		Enthält nur Spuren		
Zuckerkeks, weich gebacken		Enthält nur Spuren		

3.4.7 Süßigkeiten

Süßigkeiten	Standardmenge	Einheit/Gesamtmenge/Info	0/2/3	
After Eight®	10¼	Stück (8 g); 82 g insgesamt	5 20,75 31,25	+8½
Bitterschokolade, 52 %	1¼	Tafel (125 g); 156 g insgesamt	0,5 2,75 4,25	+1
Bitterschokolade, 65 %	7½	Tafel (125 g); 938 g insgesamt	3,75 15,25 23	+6¼
Bitterschokolade, 80 %		Lactosefrei		
Bitterschokolade, zuckerfrei	26¾	Stück (12 g); 321 g insgesamt	13,25 53,75 80,75	+22¼
Bonbons		Lactosefrei		
Bonbons, Sahne	40¾	Stück (7 g); 285 g insgesamt	20,25 81,5 >90	+34
Bonbons, zuckerfrei		Lactosefrei		
Brauner Zucker		Lactosefrei		
Butterbonbon		Lactosefrei		
Erdnüsse mit rotem Zuckermantel		Lactosefrei		
Fruchtsaftgummibären		Lactosefrei		
gebrannte Mandeln		Lactosefrei		
Gelatine		Lactosefrei		
Gelatine ohne Zucker		Lactosefrei		

Süßigkeiten	Standardmenge	Einheit/Gesamtmenge/Info	VS 0/2/3	
Gummibären		Lactosefrei		
Gummibären, zuckerfrei		Lactosefrei		
Gummiwürmer		Lactosefrei		
Gummiwürmer, zuckerfrei		Lactosefrei		
Jelly Beans®		Lactosefrei		
Jelly Beans®, zuckerfrei		Lactosefrei		
Kamellen		Lactosefrei		
Karamellbonbon	8	Stück (6,9 g); 55 g insgesamt	4 16 24,25	+6½
Kaugummi		Lactosefrei		
Kaugummi, zuckerfrei		Lactosefrei		
Kit Kat®	2	Stück (43 g); 86 g insgesamt	1 4,25 6,25	+1¾
Kit Kat® weiße Schokolade	¾	Stück (42 g); 32 g insgesamt	0,25 1,5 2,25	+½
Kokosnuss Schokoriegel	45¼	Stück (42 g); 1901 g insgesamt	22,5 >90 >90	+37¾
Lakritze		Lactosefrei		
Lutscher		Lactosefrei		
Lutscher, zuckerfrei		Lactosefrei		

Süßigkeiten	Standardmenge	Einheit/Gesamtmenge/Info	0/2/3	
M & M's®	2½	Portion (40 g); 100 g insgesamt	1,25 5 7,5	+2
Mamba®,		Lactosefrei		
Mamba®, sauer		Lactosefrei		
Mars® Riegel, ähnlich	1¾	Stück (49,9 g); 87 g insgesamt	0,75 3,5 5,25	+1½
Marshmallow		Lactosefrei		
Marzipan		Lactosefrei		
Melasse		Lactosefrei		
Mentos®		Lactosefrei		
Milchschokolade	¼	Tafel (125 g); 31 g insgesamt	0 0,5 0,75	+¼
Milchschokolade mit Cerealien	½	Tafel (125 g); 63 g insgesamt	0,25 1,25 2	+½
Milchschokolade mit Cerealien, zuckerfrei	½	Tafel (125 g); 63 g insgesamt	0,25 1,25 2	+½
Milchschokolade, zuckerfrei	¼	Tafel (125 g); 31 g insgesamt	0 0,5 0,75	+¼
Milky Way®	1¾	Stück (60,4 g); 106 g insgesamt	0,75 3,5 5,25	+1½
Mintpastillen		Lactosefrei		
Mintpastillen, zuckerfrei		Lactosefrei		
Nougat		Lactosefrei		

Süßigkeiten	Standardmenge	Einheit/Gesamtmenge/Info	0/2/3	
Pralinen: Früchte, Dunkelschokolade	56½	Stück (15 g); 848 g insgesamt	28,25 >90 >90	+47
Pralinen: Früchte Schokolade	56½	Stück (15 g); 848 g insgesamt	28,25 >90 >90	+47
Pralinen: Früchte, Dunkelschokolade zuckerfrei	37¾	Stück (17 g); 642 g insgesamt	18,75 75,5 >90	+31¼
Pralinen: Karamell zuckerfrei	74½	Stück (8,6 g); 641 g insgesamt	37,25 >90 >90	+62
Pralinen: Walnuss	3½	Stück (55 g); 193 g insgesamt	1,75 7 10,5	+2¾
Riesen®	12¾	Stück (9 g); 115 g insgesamt	6,25 25,5 38,25	+10½
Saure Fruchtgummis		Lactosefrei		
Saure Fruchtgummis, zuckerfrei		Lactosefrei		
Schaumwaffel		Lactosefrei		
Schokorosinen	2¾	Hand (30 g); 83 g insgesamt	1,25 5,75 8,5	+2¼
Smarties®		Lactosefrei		
Snickers®	1½	Stück (58,7 g); 88 g insgesamt	0,75 3 4,75	+1¼
Starburst®		Lactosefrei		
Süßstoff (Splenda®)		Lactosefrei		
Süßstoff (Zsweet®)		Lactosefrei		
Tic Tacs®		Lactosefrei		

Süßigkeiten	Standardmenge	Einheit/Gesamtmenge/Info	VS 0/2/3	
Toblerone® Dunkel	7¼	Stück (25 g); 181 g insgesamt	3,5 14,5 21,75	+6
Toblerone® Milch	1½	Stück (25 g); 38 g insgesamt	0,75 3 4,5	+1¼
Toblerone® Weiß	1	Stück (25 g); 25 g insgesamt	0,5 2,25 3,5	+1
Toffifee®	7½	Stück (8,2 g); 62 g insgesamt	3,75 15,25 23	+6¼
Trüffelpralinen	2½	Stück (16,2 g); 41 g insgesamt	1,25 5 7,75	+2
Weingummi		Lactosefrei		
Weingummi Dinosaurier		Lactosefrei		
Weingummi Dinosaurier zuckerfrei		Lactosefrei		
Weiße Schokolade	2½	Stück (12 g); 30 g insgesamt	1,25 5 7,5	+2
Weißer Zucker		Lactosefrei		
Werther's Original®	17¾	Stück (4 g); 71 g insgesamt	8,75 35,75 53,75	+14¾
Zuckerhalsband		Lactosefrei		

3.5 Warme Speisen

3.5.1 Beilagen

Beilagen	Standardmenge	Einheit/Gesamtmenge/Info	0/2/3	
Bulgur		Lactosefrei		
Couscous		Lactosefrei		
Erbsen		Lactosefrei		
Falafel		Lactosefrei		
Gartenbohnen		Lactosefrei		
Gnocchi (Kartoffelbasis)		Lactosefrei		
Gnocchi auf Weizenbasis mit Käse	3½	Portion (70 g); 245 g insgesamt	1,75 7 10,5	+2¾
Kartoffel gekocht ohne Schale		Lactosefrei		
Kartoffelgratin	1	Portion (140 g); 140 g insgesamt	0,5 2,25 3,25	+¾
Kartoffelklöße	45½	Portion (140 g); 6370 g insgesamt	22,75 >90 >90	+37¾
Kartoffeln gekocht mit Schale		Lactosefrei		
Kichererbsen		Lactosefrei		
Linsen		Lactosefrei		
Nudeln, Weizen		Lactosefrei		

Beilagen	Standardmenge	Einheit/Gesamtmenge/Info	0/2/3	
Polenta	½	Portion (240 g); 120 g insgesamt	0,25 1 1,75	+½
Quinoa		Lactosefrei		
Reibekuchen		Lactosefrei		
Reis		Lactosefrei		
Reisnudeln		Lactosefrei		
Semmelknödel	1¾	Portion (55 g); 96 g insgesamt	0,75 3,75 5,5	+1½
Spätzle	5¼	Portion (140 g); 735 g insgesamt	2,5 10,5 15,75	+4¼
Zuckermais		Lactosefrei		
Zuckerschoten		Lactosefrei		

3.5.2 Fisch & Fleisch

Fisch & Fleisch	Standardmenge	Einheit/Gesamtmenge/Info	0/2/3	
Bierwurst		Lactosefrei		
Bockwurst		Lactosefrei		
Bratwurst		Lactosefrei		
Bratwurst mit Bier		Lactosefrei		
Bratwurst, fettreduziert		Lactosefrei		
Bratwurst, Käsefüllung mit Bier		Enthält nur Spuren		
Bratwurst, Pute		Lactosefrei		
Bratwurst, Rind		Lactosefrei		
Butterfisch, Zitronen-Pfeffermarinade		Lactosefrei		
Cordon Bleu Hähnchen	32¼	Portion (140 g); 4515 g insgesamt	16 64,75 >90	+27
Fischkroketten	2¼	Portion (85 g); 191 g insgesamt	1 4,75 7	+1¾
Fischstäbchen		Lactosefrei		
Garnelen in Knusperkruste		Lactosefrei		
Garnelen mit Gewürzmarinade		Lactosefrei		
Garnelen, Parmesansoße		Enthält nur Spuren		

Fisch & Fleisch	Standardmenge	Einheit/Gesamtmenge/Info	0/2/3	
Gulasch, Rind		Lactosefrei		
Hühnchen mit Haut		Lactosefrei		
Hühnerfrikassee		Lactosefrei		
Kaviar		Lactosefrei		
Leberpastete		Lactosefrei		
Matjes		Lactosefrei		
Mettwurst		Lactosefrei		
Muscheln		Lactosefrei		
Muscheln, Zwiebeln-Pilzen Füllung	24½	Portion (140 g); 3430 g insgesamt	12,25 49,25 73,75	+20½
Pökelfleisch		Lactosefrei		
Putenbrust		Lactosefrei		
Ragout		Lactosefrei		
Räucherfisch, Lachs		Lactosefrei		
Rindersteak		Lactosefrei		
Rollmops		Lactosefrei		
Sauerbraten		Lactosefrei		

Fisch & Fleisch	Standardmenge	Einheit/Gesamtmenge/Info	0/2/3	
Schinken, Rind		☺ Lactosefrei		
Schnitzel		☺ Lactosefrei		
Spare Rips Rind		☺ Lactosefrei		
Thunfisch aus der Dose mit Öl		☺ Lactosefrei		
Tintenfischringe		☺ Enthält nur Spuren		
Unverarbeiteter Fisch und Seefrüchte		☺ Lactosefrei		

3.5.3 Gerichte

Gerichte	Standardmenge	Einheit/Gesamtmenge/Info	0/2/3	
Asiatische Gemüsepfanne mit Reisnudeln		Lactosefrei		
Bohneneintopf		Lactosefrei		
Bratkartoffeln Lyonnaise		Lactosefrei		
Broccolicremesuppe	5	Portion (126 g); 630 g insgesamt	2,5 10,25 15,5	+4¼
Burger mit Rührei	12	Stück (158 g); 1896 g insgesamt	6 24 36	+10
Burrito (Taco Bell®)	25½	Portion (140 g); 3570 g insgesamt	12,75 51 76,5	+21¼
Calzone	12¼	Stück (168 g); 2058 g insgesamt	6 24,75 37,25	+10¼
Chili con Carne		Lactosefrei		
Chop Suey mit Hähnchen		Lactosefrei		
Chop Suey mit Tofu		Lactosefrei		
Erbseneintopf		Lactosefrei		
Erbsensuppe		Lactosefrei		
Erdbeermilchshake (Wendy's®)	¼	Glas (200 ml); 50 ml insgesamt	0 0,5 1	+¼
Frühlingsrolle		Lactosefrei		
Gemüselasagne	1¼	Portion (140 g); 175 g insgesamt	0,5 2,5 4	+1

Gerichte	Standardmenge	Einheit/Gesamtmenge/Info	0/2/3	
Hähnchen Klöße Suppe	7¼	Portion (126 g); 914 g insgesamt	3,5 14,75 22,25	+6
Hähnchen Süß-sauer		Lactosefrei		
Hähnchencremesuppe	6½	Portion (126 g); 819 g insgesamt	3,25 13,25 20	+5½
Hot Dog		Lactosefrei		
Hühnersuppe klassisch		Lactosefrei		
Hühner-WanTan Suppe		Lactosefrei		
Kartoffelcremesuppe Trockenmix	3¼	Portion (23 g); 75 g insgesamt	1,5 6,75 10,25	+2¾
Kartoffelsalat mit Ei und Mayonnaise		Lactosefrei		
Kartoffelsalat mit Essig Öl und Schinken		Lactosefrei		
Kartoffelsuppe mit Broccoli und Käse	29¾	Portion (245 g); 7289 g insgesamt	14,75 59,5 89,5	+24¾
Käselasagne	1¼	Portion (140 g); 175 g insgesamt	0,5 2,5 4	+1
Käseravioli	1	Portion (170 g); 170 g insgesamt	0,5 2 3,25	+¾
Kürbiscremesuppe	13½	Portion (245 g); 3308 g insgesamt	6,75 27 40,75	+11¼
Kürbisravioli	½	Portion (250 g); 125 g insgesamt	0,25 1,25 2	+½
Lasagne mit Rindfleisch	2	Portion (140 g); 280 g insgesamt	1 4 6,25	+1¾
Lauchsuppe	¾	Portion (245 g); 184 g insgesamt	0,25 1,5 2,25	+½

Gerichte	Standardmenge	Einheit/Gesamtmenge/Info	0/2/3	
Linsensuppe		Enthält nur Spuren		
Makkaroni mit Käse	21½	Portion (217 g); 4666 g insgesamt	10,75 43 64,75	+18
Mexikanische Pizza (Taco Bell®)	13¾	Stück (213 g); 2929 g insgesamt	6,75 27,75 41,75	+11½
Minestrone, kleine Portion		Lactosefrei		
Minestrone, selbstgemacht		Lactosefrei		
Nachos mit Käsesoße (Taco Bell®)	6¼	Portion (140 g); 875 g insgesamt	3 12,75 19,25	+5¼
Nudelauflauf mit Bratensoße, Käse und Gemüse	3¾	Portion (228 g); 855 g insgesamt	1,75 7,5 11,25	+3
Nudelsalat mit Ei, Fleisch und Mayonnaise		Lactosefrei		
Nudelsalat mit Gemüse und italienischem Dressing		Enthält nur Spuren		
Nudelsuppenmix, trocken		Lactosefrei		
Omelette mit Schinken	34¾	Portion (110 g); 3823 g insgesamt	17,25 69,75 >90	+29
Omelette mit Wurst, Kartoffeln und Zwiebeln	52¼	Portion (110 g); 5748 g insgesamt	26 >90 >90	+43½
Paella		Lactosefrei		
Phat Thai		Lactosefrei		
Pilzcremesuppe	1½	Portion (245 g); 368 g insgesamt	0,75 3,25 5	+1¼
Pizza Hut® Pepperoni Lover's pizza, stuffed crust	30	Portion (140 g); 4200 g insgesamt	15 60,25 >90	+25

Gerichte	Standardmenge		Einheit/Gesamtmenge/Info	0/2/3	
Pizza Hut® Personal Pan, supreme	16¾		Stück (256 g); 4288 g insgesamt	8,25 33,75 50,75	+14
Pizza mit Käse	12¼		Stück (209 g); 2560 g insgesamt	6 24,5 37	+10¼
Pizzabrot	61½		Stück (56 g); 3444 g insgesamt	30,75 >90 >90	+51¼
Ratatouille			Enthält nur Spuren		
Ravioli mit Fleischfüllung			Enthält nur Spuren		
Ravioli mit Spinat	5½		Portion (250 g); 1375 g insgesamt	2,75 11 16,75	+4½
Reisauflauf mit Tomatensoße, Käse und Gemüse	9¾		Portion (244 g); 2379 g insgesamt	4,75 19,75 29,5	+8¼
Rind-Nudelsuppe			Lactosefrei		
Rote Bohnen-Reissuppe			Lactosefrei		
Rote Grütze			Lactosefrei		
Rührei Bacon	2¼		Portion (110 g); 248 g insgesamt	1 4,5 6,75	+1¾
Selleriecremesuppe	¾		Portion (245 g); 184 g insgesamt	0,25 1,5 2,25	+½
Sesamhähnchen			Lactosefrei		
Spaghetti Carbonara	13½		Portion (201 g); 2714 g insgesamt	6,75 27 40,5	+11¼
Spargelcremesuppe	¾		Portion (245 g); 184 g insgesamt	0,25 1,5 2,25	+½
Spinatcremesuppenmix			Lactosefrei		

Gerichte	Standardmenge	Einheit/Gesamtmenge/Info	0/2/3	
Spinatlasagne	1¼	Portion (140 g); 175 g insgesamt	0,5 2,5 4	+1
Suppenbasis		Lactosefrei		
Sushi		Lactosefrei		
Sushi mit Fisch		Lactosefrei		
Sushi mit Fisch und Gemüse im Algenmantel		Lactosefrei		
Taco mit Bohnen und Käse		Enthält nur Spuren		+77½
Tomatenchutney		Lactosefrei		
Tomatencremesuppe Trockenmix	¼	Portion (34,66 g); 9 g insgesamt	0 0,5 0,75	+0,24
Vegetarische Nudeln mit Auberginen	5	Portion (200 g); 1000 g insgesamt	2,5 10 15	+4
Vegetarische Suppe		Lactosefrei		
Vietnamesische Nudelsuppe		Lactosefrei		
Wrap (Taco Bell®)	4¼	Stück (245 g); 1041 g insgesamt	2 8,75 13,25	+3½

3.5.4 Gewürze und Soßen

Gewürze & Soßen	Standardmenge	Einheit/Gesamtmenge/Info	0/2/3	
Apfelessig		Lactosefrei		
Balsamico Dressing Kraft®		Lactosefrei		
Balsamicoessig		Lactosefrei		
Barbecue Soße		Lactosefrei		
Basilikum		Lactosefrei		
Bertolli® Olivenöl		Lactosefrei		
Bouillon		Lactosefrei		
Branntweinessig		Lactosefrei		
Bratensoße		Lactosefrei		
Cayenne Pfeffer		Lactosefrei		
Chilisoße		Lactosefrei		
Chinesische Austernsoße		Lactosefrei		
Cocktailsoße		Lactosefrei		
Crème fraîche Dressing Kraft®		Lactosefrei		
Currysoße	2	Portion (59 g); 118 g insgesamt	1 4 6	+1½

Gewürze & Soßen	Standardmenge	Einheit/Gesamtmenge/Info	0/2/3	
Distelöl		Lactosefrei		
Erdnusssoße		Lactosefrei		
Französische Zwiebelsuppe		Enthält nur Spuren		
French Dressing Kraft®		Lactosefrei		
Frühlingszwiebeln		Lactosefrei		
Hamburgersoße		Lactosefrei		
Heinz® 57 Soße		Lactosefrei		
Honig-Senf Soße		Lactosefrei		
Ingwer		Lactosefrei		
Ingwer und Wasabi		Lactosefrei		
Ingwersoße		Lactosefrei		
Italian Dressing Kraft®		Lactosefrei		
Joghurt-Kräuter Dressing Kraft®		Enthält nur Spuren		
Kapern		Lactosefrei		
Karamellsoße	6	Portion (41 g); 246 g insgesamt	3 12 18,25	+5
Ketchup		Lactosefrei		

Gewürze&Soßen	Standardmenge	Einheit/Gesamtmenge/Info	0/2/3	
Ketchup, wenig Salz		Lactosefrei		
Knoblauchpulver		Lactosefrei		
Knoblauchsoße		Enthält nur Spuren		
Kokosnussöl		Lactosefrei		
Koriander		Lactosefrei		
Kresse		Lactosefrei		
Kürbiskernöl		Lactosefrei		
Leinöl		Lactosefrei		
Maiskeimöl		Lactosefrei		
Mayonnaise Kraft®		Lactosefrei		
Mayonnaise ohne Fett Kraft®		Lactosefrei		
Meerrettich		Lactosefrei		
Miracle Whip Balance Kraft®		Enthält nur Spuren		
Miracle Whip Kraft®		Enthält nur Spuren		
Miracle Whip so leicht Kraft®	80	Esslöffel (15 g); 1200 g insgesamt	40 >90 >90	+66½
Oregano		Lactosefrei		

Gewürze&Soßen	Standardmenge	Einheit/Gesamtmenge/Info	0/2/3	
Palmkernöl		Lactosefrei		
Pesto Verde		Enthält nur Spuren		
Petersilie		Lactosefrei		
Pfeffer, schwarz		Lactosefrei		
Pfefferminze, frisch		Lactosefrei		
Pilzsauce	75¼	Esslöffel (15 g); 1129 g insgesamt	37,5 >90 >90	+62¾
Ranch Soße		Enthält nur Spuren		
Remouladensoße		Enthält nur Spuren		
Rosmarin		Lactosefrei		
Rotweinessig		Lactosefrei		
Salsa		Lactosefrei		
Salsa Dip		Lactosefrei		
Sandwichsoße		Enthält nur Spuren		
Sauce Hollandaise	5	Esslöffel (15 g); 75 g insgesamt	2,5 10,25 15,25	+4¼
Schnittlauch		Lactosefrei		
Schokoladensoße		Lactosefrei		

Gewürze & Soßen	Standardmenge	Einheit/Gesamtmenge/Info	0/2/3	
Senf, Dijon		Lactosefrei		
Sojaöl		Lactosefrei		
Sojasoße		Lactosefrei		
Sonnenblumenöl		Lactosefrei		
Süß-sauer Soße		Lactosefrei		
Tabasco® Soße		Lactosefrei		
Tahini		Lactosefrei		
Thousand Island Dressing Kraft®		Lactosefrei		
Thymian		Lactosefrei		
Tomatenpesto		Enthält nur Spuren		
Tomatensoße		Lactosefrei		
Tsatsikisoße	4½	Portion (30 g); 135 g insgesamt	2,25 9,25 14	+3¾
Vanillesoße		Enthält nur Spuren		
Walnussöl		Lactosefrei		
Weiße Soße	4	Esslöffel (15 g); 60 g insgesamt	2 8 12	+3¼
Zitronenbuttersoße		Enthält nur Spuren		

3.5.5 Lactoseverstecke

Verstecke	Standardmenge	Einheit/Gesamtmenge/Info	0/2/3	
Auflauf	½	Portion (238 g); 119 g insgesamt	0,25 1,25 1,75	+½
Fisch mit weißer Soße	1½	Portion (181 g); 272 g insgesamt	0,75 3 4,5	+1¼
Fischkroketten	2¼	Portion (85 g); 191 g insgesamt	1 4,75 7	+1¾
Fleischwurst	2¼	Portion (55 g); 124 g insgesamt	1 4,5 6,75	+1¾
Frikadellen	2¼	Portion (85 g); 191 g insgesamt	1 4,5 6,75	+1¾
Hackbraten	2¼	Portion (85 g); 191 g insgesamt	1 4,75 7,25	+2
Hähnchen mit Käsesoße	1	Portion (216 g); 216 g insgesamt	0,5 2 3	+¾
Hähnchenkuchen	1½	Portion (85 g); 128 g insgesamt	0,75 3,25 5	+1¼
Köttbullar	1½	Portion (140 g); 210 g insgesamt	0,75 3 4,75	+1¼
Sahnehähnchen	½	Portion (241 g); 121 g insgesamt	0,25 1 1,5	+¼
Soufflé, Fleisch	1¼	Portion (110 g); 138 g insgesamt	0,5 2,5 3,75	+1
Thunfischaufstrich	5½	Portion (85 g); 468 g insgesamt	2,75 11,25 17	+4½

3.6 Schnellrestaurants

3.6.1 Burger King®

Burger King®	Standardmenge	Einheit/Gesamtmenge/Info	0/2/3	
Apfel Pommes		Lactosefrei		
Balsamico Vinaigrette Dressing		Enthält nur Spuren		
BBQ Sauce		Lactosefrei		
BK Toastie® Schinken, Käse	11½	Stück (131 g); 1507 g insgesamt	5,75 23 34,75	+9½
Cheeseburger	11½	Stück (121 g); 1392 g insgesamt	5,75 23,25 34,75	+9½
Crispy Chicken®		Lactosefrei		
Crispy Chicken® Wrap	5	Stück (137 g); 685 g insgesamt	2,5 10,25 15,25	+4¼
Delight Salad	79¼	Portion (140 g); 11095 g insgesamt	39,5 >90 >90	+66
Fish King®		Lactosefrei		
Hamburger		Lactosefrei		
KING Pommes®		Lactosefrei		
KING Shakes®, Chocolate	0[2]	Portion (231 g); Verzehr vermeiden	0 0,25 0,5	+0,15
KING Shakes®, Strawberry	0[2]	Portion (229 g); Verzehr vermeiden	0 0,25 0,5	+0,15
KING Shakes®, Vanilla	0[2]	Portion (238 g); Verzehr vermeiden	0 0,25 0,25	+0,14

Burger King®	Standardmenge		Einheit/Gesamtmenge/Info	0/2/3	
Long Chicken®			Lactosefrei		
Mini Pancakes	½		Stück (187 g); 94 g insgesamt	0,25 1,25 2	+½
Onion Ring Sauce			Enthält nur Spuren		
Onion Rings			Lactosefrei		
Salsa Extra Hot Sauce			Lactosefrei		
Salsa Sauce			Lactosefrei		
Sundaes®, Caramel	¼		Portion (141 g); 35 g insgesamt	0 0,75 1	+¼
Sundaes®, Chocolate Fudge	¼		Portion (141 g); 35 g insgesamt	0 0,5 1	+¼
Sundaes®, mini M & M®	¼		Portion (204 g); 51 g insgesamt	0 0,5 0,75	+0,24
Sundaes®, Oreo®	¼		Portion (204 g); 51 g insgesamt	0 0,5 1	+¼
Sundaes®, Strawberry	¼		Portion (141 g); 35 g insgesamt	0 0,75 1,25	+¼
Sweet&Sour Sauce			Lactosefrei		
Whopper® mit Käse	5¾		Stück (315 g); 1811 g insgesamt	2,75 11,5 17,25	+4¾

3.6.2 KFC®

KFC®	Standardmenge	Einheit/Gesamtmenge/Info	0/2/3	
BBQ Sauce		Lactosefrei		
Cole Slaw Salat		Lactosefrei		
Crispy Strips®		Lactosefrei		
Curry Salsa Soße	6	Portion (29,4 g); 176 g insgesamt	3 12,25 18,5	+5
Gartensalat		Lactosefrei		
Grilled Chicken Salad		Enthält nur Spuren		
Hot Filet Bites		Lactosefrei		
Hot Wings®		Lactosefrei		
Kartoffelpüree mit Gravy	½	Portion (140 g); 70 g insgesamt	0,25 1,25 2	+½
Maiskolben		Lactosefrei		
Salatdressing French	4¾	Portion (30 g); 143 g insgesamt	2,25 9,5 14,25	+3¾
Smacker		Lactosefrei		
Süß sauer Soße		Lactosefrei		
Twister®		Lactosefrei		
Yummy Twister®		Lactosefrei		

3.6.3 McDonald's®

McDonald's®	Standardmenge	Einheit/Gesamtmenge/Info	VS 0/2/3	
Apfeltüte		Lactosefrei		
Balsamico Dressing		Lactosefrei		
Barbecue Sauce		Lactosefrei		
Big Mac®	9¾	Stück (215 g); 2096 g insgesamt	4,75 19,75 29,75	+8¼
Cheeseburger	9¾	Stück (114 g); 1112 g insgesamt	4,75 19,75 29,75	+8¼
Chicken McNuggets®		Lactosefrei		
Chili Sauce		Lactosefrei		
Dark Chocolate	¼	Tasse (150 ml); 38 ml insgesamt	0 0,5 1	+¼
Doppel-Cheeseburger	4¾	Stück (165 g); 784 g insgesamt	2,25 9,75 14,75	+4
Hamburger		Lactosefrei		
Hamburger Royal TS®		Lactosefrei		
Haus Dressing?	18¼	Portion (30 g); 548 g insgesamt	9 36,75 55	+15¼
Iced Fruit Smoothie	2¾	Glas (200 ml); 550 ml insgesamt	1,25 5,5 8,25	+2¼
McCafé® Choc Cookie		Lactosefrei		
McCafé® Schoko Frappé	¼	Tasse (150 ml); 38 ml insgesamt	0 0,75 1,25	+¼

McDonald's®	Standardmenge	Einheit/Gesamtmenge/Info	0/2/3	
McCafé® Vanille u. a. Frappé	¼	Tasse (150 ml); 38 ml insgesamt	0 0,75 1,25	+¼
McChicken®		Lactosefrei		
McDouble®	9¾	Stück (151 g); 1472 g insgesamt	4,75 19,75 29,75	+8¼
McFish®	19¾	Stück (142 g); 2805 g insgesamt	9,75 39,75 59,75	+16½
McFlurry® Smarties®	0[2]	Portion (228 g); Verzehr vermeiden	0 0,25 0,5	0,19
McMuffin® Sausage & Egg	9¾	Stück (164 g); 1599 g insgesamt	4,75 19,75 29,75	+8¼
McRib®		Lactosefrei		
McSundae® mit Karamellsauce	¼	Portion (182 g); 46 g insgesamt	0 0,5 1	+¼
McSundae® mit Schokosauce	¼	Portion (179 g); 45 g insgesamt	0 0,5 0,75	+¼
Milchshake Schokogeschmack	¼	Portion (210 g); 53 g insgesamt	0 0,5 0,75	+¼
Milchshake Vanille- oder Erdbeergeschmack	¼	Portion (206 g); 52 g insgesamt	0 0,5 0,75	+¼
Orangensaft		Lactosefrei		
Pommes Frites		Lactosefrei		
Senf Sauce		Enthält nur Spuren		
Snack Salat Classic		Lactosefrei		
Snack Wrap® TS	62	Stück (118 g); 7316 g insgesamt	31 >90 >90	+51½

McDonald's®	Standardmenge	Einheit/Gesamtmenge/Info	0/2/3	
Süßsauer Soße		Lactosefrei		

3.6.4 Subway®

Subway®	Standardmenge		Einheit/Gesamtmenge/Info	0/2/3	
BBQ Rip Sandwich mit Weißbrot und Gemüse, 15 cm	12½		Stück (233 g); 2913 g insgesamt	6,25 25 37,75	+10½
BBQ-Soße			Enthält nur Spuren		
Cheese-Oregano Brot, 15 cm			Enthält nur Spuren		
Chicken Teriyaki Sandwich mit Weißbrot und Gemüse, 15 cm	12½		Stück (276 g); 3450 g insgesamt	6,25 25,25 37,75	+10½
Chipotle Southwest Soße	7¼		Portion (30 g); 218 g insgesamt	3,5 14,5 21,75	+6
Cookie Chocolate Chip	6¾		Stück (45 g); 304 g insgesamt	3,25 13,5 20,5	+5½
Cookie Chocolate Chip mit Rainbow Candy	6¾		Stück (45 g); 304 g insgesamt	3,25 13,5 20,5	+5½
Cookie Double Chocolate Chip	6¾		Stück (45 g); 304 g insgesamt	3,25 13,5 20,5	+5½
Cookie White Chip Macadamia Nut	6¾		Stück (45 g); 304 g insgesamt	3,25 13,5 20,5	+5½
Essig und Öl			Lactosefrei		
Extra Bacon			Lactosefrei		
Ham Sandwich mit Weißbrot und Gemüse, 15 cm	12½		Stück (219 g); 2738 g insgesamt	6,25 25,25 38	+10½
Honey Mustard Soße			Lactosefrei		
Honey Oat Brot, 15 cm	¾		Stück (89 g); 67 g insgesamt	0,25 1,5 2,25	+½

Subway®	Standardmenge	Einheit/Gesamtmenge/Info	0/2/3	
Italian BMT Sandwich mit Weißbrot und Gemüse, 15 cm	12½	Stück (226 g); 2825 g insgesamt	6,25 25,25 37,75	+10½
Monterey Cheddar Käse	43¼	Portion (30 g); 1298 g insgesamt	21,5 86,75 >90	+36
Mustard		Lactosefrei		
Roasted Chicken Breast Sandwich mit Weißbrot und Gemüse, 15 cm	12½	Stück (233 g); 2913 g insgesamt	6,25 25 37,75	+10½
Roggen Vollkornbrot, 15 cm		Lactosefrei		
Schmelzkäse	4½	Portion (30 g); 135 g insgesamt	2,25 9,25 13,75	+3¾
Spicy Italian Sandwich mit Weißbrot und Gemüse, 15 cm	12½	Stück (222 g); 2775 g insgesamt	6,25 25,25 37,75	+10½
Steak & Cheese Sandwich mit Weißbrot und Gemüse, 15 cm		Enthält nur Spuren		
Sweet Onion Dressing		Lactosefrei		
Tuna Sandwich mit Weißbrot und Gemüse, 15 cm	12½	Stück (233 g); 2913 g insgesamt	6,25 25 37,75	+10½
Turkey & Ham Sandwich mit Weißbrot und Gemüse, 15 cm	12½	Stück (219 g); 2738 g insgesamt	6,25 25,25 38	+10½
Turkey Sandwich mit Weißbrot und Gemüse, 15 cm	12½	Stück (219 g); 2738 g insgesamt	6,25 25,25 38	+10½
VEGGIE DELITE® mit Weißbrot und Gemüse, 15 cm	12½	Stück (162 g); 2025 g insgesamt	6,25 25,25 38	+10½

Subway®	Standardmenge		Einheit/Gesamtmenge/Info	0/2/3	
VEGGIE DELITE® Salat ohne Dressing	34¼		Portion (100 g); 3425 g insgesamt	17 68,75 >90	+28½
Wrap ohne Füllung			Lactosefrei		

3.7 Obst und Gemüse

3.7.1 Gemüse

Gemüse	Standardmenge	Einheit/Gesamtmenge/Info	0/2/3
Artischocke		Lactosefrei	
Aubergine		Lactosefrei	
Austernpilz		Lactosefrei	
Avocado, grün		Lactosefrei	
Bambussprossen		Lactosefrei	
Bleichsellerie		Lactosefrei	
Blumenkohl		Lactosefrei	
Blumenkohl Romanesco		Lactosefrei	
Broccoli		Lactosefrei	
Champignons		Lactosefrei	
Chayote		Lactosefrei	
Chicorée (Blätter)		Lactosefrei	
Chicoréewurzel		Lactosefrei	
Dunkelstreifiger Scheidling		Lactosefrei	

Gemüse	Standardmenge	Einheit/Gesamtmenge/Info	0/2/3
Eisbergsalat		Lactosefrei	
Endiviensalat		Lactosefrei	
Enoki, Asiapilz		Lactosefrei	
Erbsensprossen, gekocht		Lactosefrei	
Fenchelknolle		Lactosefrei	
Gartenbohnen		Lactosefrei	
Gartensalat (Kopfsalat)		Lactosefrei	
Gekochte Tomaten		Lactosefrei	
Grünkohl		Lactosefrei	
Gurke		Lactosefrei	
Gurke, ohne Schale		Lactosefrei	
Ingwerwurzel		Lactosefrei	
Karotten gekocht		Lactosefrei	
Karotten roh		Lactosefrei	
Kastanien		Lactosefrei	
Kichererbsen		Lactosefrei	

Gemüse	Standardmenge	Einheit/Gesamtmenge/Info	0/2/3
Knoblauch		☺ Lactosefrei	
Kohlrabi		☺ Lactosefrei	
Kopfsalat		☺ Lactosefrei	
Krautsalat mit Ananas und Mayonnaise		☺ Lactosefrei	
Krautsalat mit Äpfeln und Rosinen		☺ Lactosefrei	
Kürbis, Butternuss/Birne		☺ Lactosefrei	
Kürbis, Winter		☺ Lactosefrei	
Limabohnen		☺ Lactosefrei	
Linsen		☺ Lactosefrei	
Lollo Rosso		☺ Lactosefrei	
Lotuswurzel		☺ Lactosefrei	
Luzernesprossen (Alfalfa)		☺ Lactosefrei	
Maitake, Asiapilz		☺ Lactosefrei	
Mangold		☺ Lactosefrei	
Markstammkohl		☺ Lactosefrei	
Morcheln		☺ Lactosefrei	

Gemüse	Standardmenge	Einheit/Gesamtmenge/Info	0/2/3	
Mungbohnen		Lactosefrei		
Okra		Lactosefrei		
Oliven, grün		Lactosefrei		
Oliven, schwarz		Lactosefrei		
Paprika grün		Lactosefrei		
Paprika, gelb		Lactosefrei		
Pastinak		Lactosefrei		
Patisson		Lactosefrei		
Peperoni grün		Lactosefrei		
Peperoni rot		Lactosefrei		
Pilze mit Butter gebraten		Lactosefrei		
Porree, Blätter		Lactosefrei		
Porree, ganz		Lactosefrei		
Porree, weiße Wurzel		Lactosefrei		
Portulak		Lactosefrei		
Radicchio		Lactosefrei		

Gemüse	Standardmenge	Einheit/Gesamtmenge/Info	0/2/3	
Radieschen		Lactosefrei		
Riesenkürbis		Lactosefrei		
Römersalat		Lactosefrei		
Rosenkohl		Lactosefrei		
Rote Beete		Lactosefrei		
Rote Beete in Essig		Lactosefrei		
Rotkohl		Lactosefrei		
Rucola Salat		Lactosefrei		
Sauerkraut		Lactosefrei		
Saure Gurken		Lactosefrei		
Schalotte		Lactosefrei		
Seetang		Lactosefrei		
Sellerieknolle gekocht		Lactosefrei		
Senfkohl (ähnelt Mangold)		Lactosefrei		
Shiitake, Asiapilz		Lactosefrei		
Sojabohnen, gekocht		Lactosefrei		

Gemüse	Standardmenge	Einheit/Gesamtmenge/Info	VS 0/2/3	
Sojasprossen, gekocht		Lactosefrei		
Spaghettikürbis		Lactosefrei		
Spargel		Lactosefrei		
Spinat, gekocht		Lactosefrei		
Stangenbohnen		Lactosefrei		
Steckrübe		Lactosefrei		
Süßkartoffel		Lactosefrei		
Tempeh		Lactosefrei		
Tomate, gelb		Lactosefrei		
Tomate, grün		Lactosefrei		
Tomaten, sonnengetrocknet in Öl		Lactosefrei		
Topinambur		Lactosefrei		
Wachsbohnen		Lactosefrei		
Wachsflaschenkürbis		Lactosefrei		
Weiße Rübe		Lactosefrei		
Weißkohl		Lactosefrei		

Gemüse	Standardmenge	Einheit/Gesamtmenge/Info	0/2/3	
Wirsing		Lactosefrei		
Zucchini		Lactosefrei		
Zucht-Champignon		Lactosefrei		
Zuckermais		Lactosefrei		
Zuckerschoten		Lactosefrei		
Zwiebel		Lactosefrei		

3.7.2 Obst

Obst	Standardmenge	Einheit/Gesamtmenge/Info	VS 0/2/3	
Ananas		Lactosefrei		
Ananas, getrocknet		Lactosefrei		
Apfel mit Schale		Lactosefrei		
Apfelmus, gesüßt		Lactosefrei		
Apfelmus, ungesüßt		Lactosefrei		
Aprikose		Lactosefrei		
Aprikose, getrocknet, gekocht und gesüßt		Lactosefrei		
Aprikose, getrocknet, ungesüßt		Lactosefrei		
Banane		Lactosefrei		
Bananenchips		Lactosefrei		
Birne		Lactosefrei		
Boysenbeere		Lactosefrei		
Brombeere		Lactosefrei		
Clementine		Lactosefrei		
Cranberries frisch		Lactosefrei		

Obst	Standardmenge	Einheit/Gesamtmenge/Info	0/2/3
Cranberries getrocknet		Lactosefrei	
Datteln		Lactosefrei	
Erdbeeren		Lactosefrei	
Feige gekocht, getrocknet und gesüßt		Lactosefrei	
Feigen, frisch		Lactosefrei	
Gemeiner Bocksdorn		Lactosefrei	
Granatapfel		Lactosefrei	
Grapefruit pink		Lactosefrei	
Guave		Lactosefrei	
Hagebutte		Lactosefrei	
Heidelbeere		Lactosefrei	
Himbeeren		Lactosefrei	
Holunderbeeren		Lactosefrei	
Honigmelone		Lactosefrei	
Jackfrucht		Lactosefrei	
Kaki		Lactosefrei	

Obst	Standardmenge	Einheit/Gesamtmenge/Info	0/2/3
Kiwi gold		Lactosefrei	
Kiwi grün		Lactosefrei	
Kochbanane gekocht		Lactosefrei	
Lange Honigmelone		Lactosefrei	
Limette		Lactosefrei	
Litschis		Lactosefrei	
Loganbeere		Lactosefrei	
Mangostane		Lactosefrei	
Mandarine		Lactosefrei	
Mango		Lactosefrei	
Maulbeere		Lactosefrei	
Nektarinen		Lactosefrei	
Orange		Lactosefrei	
Papaya		Lactosefrei	
Passionsfrucht		Lactosefrei	
Pfirsich gelb rot		Lactosefrei	

Obst	Standardmenge	Einheit/Gesamtmenge/Info	0/2/3	
Pfirsich weiß		Lactosefrei		
Pflaume		Lactosefrei		
Piel de Sapo		Lactosefrei		
Preiselbeeren		Lactosefrei		
Quitte		Lactosefrei		
Rambutan		Lactosefrei		
Rhabarber		Lactosefrei		
Rosinen		Lactosefrei		
Rote Johannisbeere		Lactosefrei		
Sapodilla		Lactosefrei		
Sauerkirschen		Lactosefrei		
Schwarze Johannisbeere		Lactosefrei		
Stachelanone		Lactosefrei		
Stachelbeere		Lactosefrei		
Sternfrucht		Lactosefrei		
Süßkirschen		Lactosefrei		

Obst	Standardmenge	Einheit/Gesamtmenge/Info	0/2/3	
Trauben		Lactosefrei		
Wassermelone		Lactosefrei		
Zitrone		Lactosefrei		
Zuckermelone		Lactosefrei		

3.8 Sportler

Sportler	Standardmenge	Einheit/Gesamtmenge/Info	0/2/3	
Clif Bar®, Chocolate Chip	9	Stück (68 g); 612 g insgesamt	4,5 18,25 27,5	+7½
Clif Bar®, Crunchy Peanut Butter		Lactosefrei		
Clif Bar®, Oatmeal Raisin Walnut		Lactosefrei		
Elektrolyte Getränk		Lactosefrei		
Gatorade®, alle Geschmacksrichtungen	7½	Glas (200 ml); 1500 ml insgesamt	3,75 15 22,5	+6¼
Gatorade®, Powder alle Geschmacksrichtungen		Lactosefrei		
Glaceau® multi-v		Lactosefrei		
Glaceau® vitaminwater defense		Lactosefrei		
Glaceau® vitaminwater essential		Lactosefrei		
Glaceau® vitaminwater ignite		Lactosefrei		
Glaceau® vitaminwater power-c		Lactosefrei		
Glaceau® vitaminwater restore		Lactosefrei		
Power Bar® Energize Bar, Banana Punch		Lactosefrei		
Power Bar® Energize Bar, Berry		Lactosefrei		
Power Bar® Energize Bar, Chocolate		Lactosefrei		

Sportler	Standardmenge		Einheit/Gesamtmenge/Info	0/2/3	
Power Bar® Energize Bar, Cookies & Cream			Lactosefrei		
Power Bar® Energize Bar, Vanille			Lactosefrei		
Power Bar® Natural Energy Cereal, Cacao Crunch	2¾		Stück (65 g); 179 g insgesamt	1,25 5,75 8,5	+2¼
Powerade®, alle Geschmacksrichtungen	7½		Glas (200 ml); 1500 ml insgesamt	3,75 15 22,5	+6¼
Powerbar® Protein Plus 20 g, Brownie	2		Stück (70 g); 140 g insgesamt	1 4 6	+1½
Powerbar® Protein Plus 20 g, Erdnussbutter	3		Stück (61 g); 183 g insgesamt	1,5 6 9,25	+2½
Powerbar® Protein Plus 20 g, Schokolade	3		Stück (61 g); 183 g insgesamt	1,5 6 9,25	+2½
Proteinriegel	39¼		Stück (65 g); 2551 g insgesamt	19,5 78,75 >90	+32¾

3.9 Zutaten

Zutaten	Standardmenge	Einheit/Gesamtmenge/Info	0/2/3	
Backpulver		Lactosefrei		
Dinkelmehl		Lactosefrei		
Gerstenmehl		Lactosefrei		
Hartweizengries		Lactosefrei		
Orangenschale		Lactosefrei		
Roggenmehl		Lactosefrei		
Streusel	68¼	Portion (19,56 g); 1335g insgesamt	34 >90 >90	+57
Weizenkleie		Lactosefrei		
Weizenmehl, Vollkorn		Lactosefrei		
Weizenmehl, weiß		Lactosefrei		
Zitronenschale		Lactosefrei		

Stichworttabelle

In der folgenden Liste finden Sie alle Lebensmittel nochmals in alphabetischer Reihenfolge, wobei die Bezeichnungen gleich bleiben. Diese Liste dient dazu Ihnen schnelle Auskunft zu geben, wenn Sie nach einem bestimmten Lebensmittel suchen.

Stichworttabelle	Standardmenge	Einheit/Gesamtmenge/Info	VS 0/2/3	
7UP®		Lactosefrei		
7UP® light		Lactosefrei		
Abwehrkräftejoghurt, alle Geschmacksrichtungen	½	Stück (115 g); 58 g insgesamt	0,25 1 1,5	+¼
After Eight®	10¼	Stück (8 g); 82 g insgesamt	5 20,75 31,25	+8½
Ahornsirup		Lactosefrei		
All-Bran®		Lactosefrei		
Alpenkäse, 25 % Fett	37¼	Portion (30 g); 1118 g insgesamt	18,5 74,5 >90	+31
Amarantflocken		Lactosefrei		
Amaretto		Lactosefrei		
Ananas		Lactosefrei		
Ananas, getrocknet		Lactosefrei		
Ananas-Orangensaft		Lactosefrei		

Stichworttabelle	Standardmenge	Einheit/Gesamtmenge/Info	0/2/3	
Ananassaft		Lactosefrei		
Apfel- Erdbeer- Bananensaft		Lactosefrei		
Apfel mit Schale		Lactosefrei		
Apfelessig		Lactosefrei		
Apfelkuchen		Lactosefrei		
Apfelmus, gesüßt		Lactosefrei		
Apfelmus, ungesüßt		Lactosefrei		
Apfelsaft		Lactosefrei		
Apfelschnaps		Lactosefrei		
Apfelstreuselkuchen		Lactosefrei		
Apfelstrudel		Enthält nur Spuren		
Apfeltasche	9	Stück (89 g); 801 g insgesamt	4,5 18 27,25	+7½
Apfel-Traubensaft		Lactosefrei		
Aprikose		Lactosefrei		
Aprikose, getrocknet, gekocht und gesüßt		Lactosefrei		
Aprikose, getrocknet, ungesüßt		Lactosefrei		

Stichworttabelle	Standardmenge	Einheit/Gesamtmenge/Info	VS 0/2/3	
Aprikosensaft		Lactosefrei		
Aquavit		Lactosefrei		
Arme Ritter	1¼	Stück (131 g); 164 g insgesamt	0,5 2,75 4,25	+1
Artischocke		Lactosefrei		
Asiatische Gemüsepfanne mit Reisnudeln		Lactosefrei		
Aubergine		Lactosefrei		
Auflauf	½	Portion (238 g); 119 g insgesamt	0,25 1,25 1,75	+½
Austernpilz		Lactosefrei		
Avocado, grün		Lactosefrei		
Babybel®, Cheddar		Enthält nur Spuren		
Babybel®, Original	12¾	Stück (21 g); 268 g insgesamt	6,25 25,5 38,25	+10½
Backpulver		Lactosefrei		
Baguette, Weizen		Lactosefrei		
Balsamico Dressing Kraft®		Lactosefrei		
Balsamicoessig		Lactosefrei		
Bambussprossen		Lactosefrei		

Stichworttabelle	Standardmenge	Einheit/Gesamtmenge/Info	0/2/3	
Banane		Lactosefrei		
Bananenchips		Lactosefrei		
Bananenmuffin	1¼	Stück (113 g); 141 g insgesamt	0,5 2,75 4,25	+1
Bananensaft		Lactosefrei		
Barbecue Soße		Lactosefrei		
Basilikum		Lactosefrei		
Ben & Jerry's® Ice Cream, Chocolate Fudge Brownie	¼	Portion (110 g); 28 g insgesamt	0 0,75 1,25	+¼
Ben & Jerry's® Ice Cream, Chunky Monkey	¼	Portion (107 g); 27 g insgesamt	0 0,75 1,25	+¼
Ben & Jerry's® Ice Cream, Clever Cookies	½	Portion (107 g); 54 g insgesamt	0,25 1,25 1,75	+½
Ben & Jerry's® Ice Cream, Cookie Dough	½	Portion (104 g); 52 g insgesamt	0,25 1 1,75	+¼
Ben & Jerry's® Ice Cream, Fairly Nuts	½	Portion (106 g); 53 g insgesamt	0,25 1 1,5	+¼
Ben & Jerry's® Ice Cream, Half Baked	¼	Portion (108 g); 27 g insgesamt	0 0,75 1,25	+¼
Ben & Jerry's® Ice Cream, Karamel Sutra	½	Portion (106 g); 53 g insgesamt	0,25 1 1,5	+¼
Ben & Jerry's® Ice Cream, New York Super Fudge Chunk	½	Portion (106 g); 53 g insgesamt	0,25 1,25 1,75	+½
Ben & Jerry's® Ice Cream, Peanut Butter Cup	½	Portion (115 g); 58 g insgesamt	0,25 1 1,75	+¼

Stichworttabelle	Standardmenge	Einheit/Gesamtmenge/Info	0/2/3	
Ben & Jerry's® Ice Cream, Vanilla	½	Portion (103 g); 52 g insgesamt	0,25 1 1,75	+¼
Bertolli® Olivenöl		Lactosefrei		
Bier		Lactosefrei		
Bier, alkoholfrei		Lactosefrei		
Bier, schwarz		Lactosefrei		
Bier, stark		Lactosefrei		
Bierwurst		Lactosefrei		
Birne		Lactosefrei		
Birnensaft		Lactosefrei		
Biscotti, mit Schokolade und Nüssen		Enthält nur Spuren		
Bitterschokolade, 52 %	1¼	Tafel (125 g); 156 g insgesamt	0,5 2,75 4,25	+1
Bitterschokolade, 65 %	7½	Tafel (125 g); 938 g insgesamt	3,75 15,25 23	+6¼
Bitterschokolade, 80 %		Lactosefrei		
Bitterschokolade, zuckerfrei	26¾	Stück (12 g); 321 g insgesamt	13,25 53,75 80,75	+22¼
Black Russian		Lactosefrei		
Blauschimmelkäse	20	Portion (30 g); 600 g insgesamt	10 40 60	+16½

Stichworttabelle	Standardmenge	Einheit/Gesamtmenge/Info	0/2/3	
Blauschimmelkäse, flüssig	1¾	Portion (30 g); 53 g insgesamt	0,75 3,5 5,25	+1¼
Bleichsellerie		Lactosefrei		
Bloody Mary		Lactosefrei		
Blumenkohl		Lactosefrei		
Blumenkohl Romanesco		Lactosefrei		
Bockwurst		Lactosefrei		
Bohneneintopf		Lactosefrei		
Bonbons		Lactosefrei		
Bonbons, Sahne	40¾	Stück (7 g); 285 g insgesamt	20,25 81,5 >90	+34
Bonbons, zuckerfrei		Lactosefrei		
Bouillon		Lactosefrei		
Bourbon Whiskey		Lactosefrei		
Bowle mit Früchten		Lactosefrei		
Boysenbeere		Lactosefrei		
Branntwein		Lactosefrei		
Branntwein, Obst		Lactosefrei		

Stichworttabelle	Standardmenge	Einheit/Gesamtmenge/Info	VS 0/2/3	Zusatz
Branntweinessig		Lactosefrei		
Bratensoße		Lactosefrei		
Bratkartoffeln Lyonnaise		Lactosefrei		
Bratwurst		Lactosefrei		
Bratwurst mit Bier		Lactosefrei		
Bratwurst, fettreduziert		Lactosefrei		
Bratwurst, Käsefüllung mit Bier		Enthält nur Spuren		
Bratwurst, Pute		Lactosefrei		
Bratwurst, Rind		Lactosefrei		
Brauner Zucker		Lactosefrei		
Bretzeln		Lactosefrei		
Brie	22	Portion (30 g); 660 g insgesamt	11 44,25 66,5	+18½
Broccoli		Lactosefrei		
Broccolicremesuppe	5	Portion (126 g); 630 g insgesamt	2,5 10,25 15,5	+4¼
Brombeere		Lactosefrei		
Brotchips		Lactosefrei		

Stichworttabelle	Standardmenge	Einheit/Gesamtmenge/Info	0/2/3	
Brownie mit Walnüssen		Lactosefrei		
Bulgur		Lactosefrei		
Burger King® Apfel Pommes		Lactosefrei		
Burger King® Balsamico Vinaigrette Dressing		Enthält nur Spuren		
Burger King® BBQ Sauce		Lactosefrei		
Burger King® BK Toastie® Schinken, Käse	11½	Stück (131 g); 1507 g insgesamt	5,75 23 34,75	+9½
Burger King® Cheeseburger	11½	Stück (121 g); 1392 g insgesamt	5,75 23,25 34,75	+9½
Burger King® Crispy Chicken®		Lactosefrei		
Burger King® Crispy Chicken® Wrap	5	Stück (137 g); 685 g insgesamt	2,5 10,25 15,25	+4¼
Burger King® Delight Salad	79¼	Portion (140 g); 11095 g insgesamt	39,5 >90 >90	+66
Burger King® Fish King®		Lactosefrei		
Burger King® Hamburger		Lactosefrei		
Burger King® KING Pommes®		Lactosefrei		
Burger King® KING Shakes®, Chocolate	0[2]	Portion (231 g); Verzehr vermeiden	0 0,25 0,5	+0,15
Burger King® KING Shakes®, Strawberry	0[2]	Portion (229 g); Verzehr vermeiden	0 0,25 0,5	+0,15
Burger King® KING Shakes®, Vanilla	0[2]	Portion (238 g); Verzehr vermeiden	0 0,25 0,25	+0,14

Stichworttabelle	Standardmenge	Einheit/Gesamtmenge/Info	0/2/3	
Burger King® Long Chicken®		Lactosefrei		
Burger King® Mini Pancakes	½	Stück (187 g); 94 g insgesamt	0,25 1,25 2	+½
Burger King® Onion Ring Sauce		Enthält nur Spuren		
Burger King® Onion Rings		Lactosefrei		
Burger King® Salsa Extra Hot Sauce		Lactosefrei		
Burger King® Salsa Sauce		Lactosefrei		
Burger King® Sundaes®, Caramel	¼	Portion (141 g); 35 g insgesamt	0 0,75 1	+¼
Burger King® Sundaes®, Chocolate Fudge	¼	Portion (141 g); 35 g insgesamt	0 0,5 1	+¼
Burger King® Sundaes®, mini M & M®	¼	Portion (204 g); 51 g insgesamt	0 0,5 0,75	+0,24
Burger King® Sundaes®, Oreo®	¼	Portion (204 g); 51 g insgesamt	0 0,5 1	+¼
Burger King® Sundaes®, Strawberry	¼	Portion (141 g); 35 g insgesamt	0 0,75 1,25	+¼
Burger King® Sweet&Sour Sauce		Lactosefrei		
Burger King® Whopper® mit Käse	5¾	Stück (315 g); 1811 g insgesamt	2,75 11,5 17,25	+4¾
Burger mit Rührei	12	Stück (158 g); 1896 g insgesamt	6 24 36	+10
Burgunder, rot		Lactosefrei		
Burgunder, weiß		Lactosefrei		

Stichworttabelle	Standardmenge	Einheit/Gesamtmenge/Info	0/2/3	
Burrito (Taco Bell®)	25½	Portion (140 g); 3570 g insgesamt	12,75 51 76,5	+21¼
Butter, leicht gesalzen		Enthält nur Spuren		
Butter, ungesalzen		Enthält nur Spuren		
Butterbonbon		Lactosefrei		
Butterfisch, Zitronen-Pfeffermarinade		Lactosefrei		
Butterkeks		Lactosefrei		
Caffè Latte mit Sirup	½	Tasse (150 ml); 75 ml insgesamt	0,25 1 1,5	+¼
Caffè Latte ohne Sirup	½	Tasse (150 ml); 75 ml insgesamt	0,25 1 1,5	+¼
Calzone	12¼	Stück (168 g); 2058 g insgesamt	6 24,75 37,25	+10¼
Camembert	21½	Portion (30 g); 645 g insgesamt	10,75 43,25 65	+18
Campari®		Lactosefrei		
Cape Cod		Lactosefrei		
Cappuccino, entkoffeiniert	½	Tasse (150 ml); 75 ml insgesamt	0,25 1 1,5	+¼
Cappuccino, entkoffeiniert, mit Sirup	½	Tasse (150 ml); 75 ml insgesamt	0,25 1 1,5	+¼
Cappuccino, in Flasche	½	Tasse (150 ml); 75 ml insgesamt	0,25 1,25 2	+½
Capri-Sonne®		Lactosefrei		

Stichworttabelle	Standardmenge	Einheit/Gesamtmenge/Info	0/2/3	
Cashewkerne		Lactosefrei		
Cayenne Pfeffer		Lactosefrei		
Chai Tee		Lactosefrei		
Champagner		Lactosefrei		
Champagner Punch		Lactosefrei		
Champignons		Lactosefrei		
Chardonnay		Lactosefrei		
Chayote		Lactosefrei		
Cheddar Käse	43¼	Portion (30 g); 1298 g insgesamt	21,5 86,75 >90	+36
Cherry Coke®		Lactosefrei		
Chia Samen		Lactosefrei		
Chicorée (Blätter)		Lactosefrei		
Chicorée Kaffee		Lactosefrei		
Chicoréewurzel		Lactosefrei		
Chili con Carne		Lactosefrei		
Chilisoße		Lactosefrei		

Stichworttabelle	Standardmenge	Einheit/Gesamtmenge/Info	0/2/3	
Chinesische Austernsoße		Lactosefrei		
Chips mit Salz und Pfeffer		Lactosefrei		
Chips, gesalzen		Lactosefrei		
Chocolate Chip Cookie		Lactosefrei		
Chop Suey mit Hähnchen		Lactosefrei		
Chop Suey mit Tofu		Lactosefrei		
Clementine		Lactosefrei		
Clif Bar®, Chocolate Chip	9	Stück (68 g); 612 g insgesamt	4,5 18,25 27,5	+7½
Clif Bar®, Crunchy Peanut Butter		Lactosefrei		
Clif Bar®, Oatmeal Raisin Walnut		Lactosefrei		
Club Soda		Lactosefrei		
Coca Cola®		Lactosefrei		
Coca Cola® lemon		Lactosefrei		
Coca Cola® light®		Lactosefrei		
Cocktailsoße		Lactosefrei		
Cognac		Lactosefrei		

Stichworttabelle	Standardmenge	Einheit/Gesamtmenge/Info	0/2/3	
Cointreau®		Lactosefrei		
Coke Zero®		Lactosefrei		
Colby-Jack	27¼	Portion (30 g); 818 g insgesamt	13,5 54,75 82	+22¾
Cookie, Macadamianuss mit weißer Schokolade	6¾	Stück (38 g); 257 g insgesamt	3,25 13,5 20,25	+5½
Cordon Bleu Hähnchen	32¼	Portion (140 g); 4515 g insgesamt	16 64,75 >90	+27
Corn Flakes (Kellogg's®)		Lactosefrei		
Couscous		Lactosefrei		
Cracker, ähnlich Tuc®		Lactosefrei		
Cranberries frisch		Lactosefrei		
Cranberries getrocknet		Lactosefrei		
Cranberry-Apfelsaft		Lactosefrei		
Cranberry-Heidelbeer-Mix		Lactosefrei		
Cranberrysaft		Lactosefrei		
Crème de Cacao® (Likör)		Lactosefrei		
Cremé de Menthe		Lactosefrei		
Crème fraîche Dressing Kraft®		Lactosefrei		

Stichworttabelle	Standardmenge	Einheit/Gesamtmenge/Info	0/2/3	
Crêpe	1¼	Stück (55 g); 69 g insgesamt	0,5 / 2,75 / 4,25	+1
Croissant, mit Früchten	3½	Stück (74 g); 259 g insgesamt	1,75 / 7,25 / 11	+3
Croissant, mit Schokolade	3½	Stück (69 g); 242 g insgesamt	1,75 / 7,25 / 11	+3
Crunchy Nut Corn Flakes (Kellogg's®)		Enthält nur Spuren		
Curaçao		Lactosefrei		
Currysoße	2	Portion (59 g); 118 g insgesamt	1 / 4 / 6	+1½
Daiquiri		Lactosefrei		
Danone® Activa Yoghurt	½	Stück (115 g); 58 g insgesamt	0,25 / 1 / 1,5	+¼
Danone® Aktiva®, light vanille	¼	Stück (115 g); 29 g insgesamt	0 / 0,5 / 1	+¼
Danone® Fruchtjoghurt	¼	Stück (115 g); 29 g insgesamt	0 / 0,75 / 1	+¼
Danone® Honigjoghurt	½	Stück (150 g); 75 g insgesamt	0,25 / 1 / 1,5	+¼
Danone® Schokoladenjoghurt	½	Stück (150 g); 75 g insgesamt	0,25 / 1 / 1,5	+¼
Datteln		Lactosefrei		
Dinkelmehl		Lactosefrei		
Distelöl		Lactosefrei		
Donut, gefüllt	2¼	Stück (105 g); 236 g insgesamt	1 / 4,75 / 7,25	+2

Stichworttabelle	Standardmenge	Einheit/Gesamtmenge/Info	0/2/3	
Donut, gezuckert	4¾	Stück (72,5 g); 344 g insgesamt	2,25 9,75 14,5	+4
Donut, glasiert	4¾	Stück (77 g); 366 g insgesamt	2,25 9,75 14,5	+4
Donut, mit Kokosnuss	4¾	Stück (79 g); 375 g insgesamt	2,25 9,75 14,5	+4
Doppelkeks		Lactosefrei		
Doppelkeks, Vanille	9	Stück (15 g); 135 g insgesamt	4,5 18 27	+7½
Doppelkeks, zuckerfrei		Enthält nur Spuren		
Dr. Pepper® Zero		Lactosefrei		
Dunkelstreifiger Scheidling		Lactosefrei		
Edamer	6¾	Portion (30 g); 203 g insgesamt	3,25 13,75 20,75	+5¾
Eierkuchen	5¼	Stück (35 g); 184 g insgesamt	2,5 10,75 16	+4¼
Eierlikör	¼	Glas (200 ml); 50 ml insgesamt	0 0,5 0,75	+0,24
Eisbergsalat		Lactosefrei		
Eiscreme light	9¾	Teelöffel (5 g); 49 g insgesamt	4,75 19,75 29,5	+8
Elektrolyte Getränk		Lactosefrei		
Endiviensalat		Lactosefrei		
Englischer Muffin, Rosinen	1¼	Stück (66 g); 83 g insgesamt	0,5 2,75 4,25	+1

Stichworttabelle	Standardmenge	Einheit/Gesamtmenge/Info	0/2/3	
Englisches Muffin-Brot		Lactosefrei		
Enoki, Asiapilz		Lactosefrei		
Erbsen		Lactosefrei		
Erbseneintopf		Lactosefrei		
Erbsensprossen, gekocht		Lactosefrei		
Erbsensuppe		Lactosefrei		
Erdbeeren		Lactosefrei		
Erdbeerkuchen		Lactosefrei		
Erdbeermilch	¼	Glas (200 ml); 50 ml insgesamt	0 0,5 0,75	+¼
Erdbeermilchshake (Wendy's®)	¼	Glas (200 ml); 50 ml insgesamt	0 0,5 1	+¼
Erdbeersaft		Lactosefrei		
Erdnussbutter, ungesalzen		Lactosefrei		
Erdnussbutterkekse	23¾	Stück (34 g); 808 g insgesamt	11,75 47,5 71,25	+19¾
Erdnüsse mit rotem Zuckermantel		Lactosefrei		
Erdnüsse, geröstet und gesalzen		Lactosefrei		
Erdnusssoße		Lactosefrei		

Stichworttabelle	Standardmenge	Einheit/Gesamtmenge/Info	0/2/3	
Espresso mit Sirup		Lactosefrei		
Falafel		Lactosefrei		
Fanta®		Lactosefrei		
Fanta® Himbeere		Lactosefrei		
Fanta®, zero		Lactosefrei		
Feige gekocht, getrocknet und gesüßt		Lactosefrei		
Feigen, frisch		Lactosefrei		
Feingebäck, Orangengeschmack (z. B. Bahlsen® Azora)	32½	Stück (3,75 g); 122 g insgesamt	16,25 65,25 >90	+27
Fenchelknolle		Lactosefrei		
Fencheltee		Lactosefrei		
Fetakäse	2¼	Portion (30 g); 68 g insgesamt	1 4,75 7,25	+2
Fetakäse, fettfrei	¾	Portion (30 g); 23 g insgesamt	0,25 1,75 2,75	+¾
Fisch mit weißer Soße	1½	Portion (181 g); 272 g insgesamt	0,75 3 4,5	+1¼
Fischkroketten	2¼	Portion (85 g); 191 g insgesamt	1 4,75 7	+1¾
Fischstäbchen		Lactosefrei		
Fleischwurst	2¼	Portion (55 g); 124 g insgesamt	1 4,5 6,75	+1¾

Stichworttabelle	Standardmenge	Einheit/Gesamtmenge/Info	0/2/3	
Fleischwurst, fettreduziert		Lactosefrei		
Fleischwurst, Rind		Lactosefrei		
Focaccia		Lactosefrei		
Fonduekäse		Enthält nur Spuren		
Französische Zwiebelsuppe		Enthält nur Spuren		
French Dressing Kraft®		Lactosefrei		
Frikadellen	2¼	Portion (85 g); 191 g insgesamt	1 4,5 6,75	+1¾
Frischkäse	2¾	Portion (30 g); 83 g insgesamt	1,25 5,5 8,5	+2¼
Frischkäse mit Kräutern	2½	Portion (30 g); 75 g insgesamt	1,25 5 7,5	+2
Froot Loops (Kellogg's®)		Lactosefrei		
Frosties (Kellogg's®)		Lactosefrei		
Frosties (Kellogg's®), zuckerreduziert		Lactosefrei		
Fruchtjoghurt	2¾	Esslöffel (15 g); 41 g insgesamt	1,25 5,75 8,5	+2¼
Fruchtsaftgummibären		Lactosefrei		
Fruchtsorbet		Lactosefrei		
Frühlingsrolle		Lactosefrei		

Stichworttabelle	Standardmenge	Einheit/Gesamtmenge/Info	0/2/3	
Frühlingszwiebeln		Lactosefrei		
Garnelen in Knusperkruste		Lactosefrei		
Garnelen mit Gewürzmarinade		Lactosefrei		
Garnelen, Parmesansoße		Enthält nur Spuren		
Gartenbohnen		Lactosefrei		
Gartensalat (Kopfsalat)		Lactosefrei		
Gatorade®, alle Geschmacksrichtungen	7½	Glas (200 ml); 1500 ml insgesamt	3,75 15 22,5	+6¼
Gatorade®, Powder alle Geschmacksrichtungen		Lactosefrei		
gebrannte Mandeln		Lactosefrei		
Gekochte Tomaten		Lactosefrei		
Gelatine		Lactosefrei		
Gelatine ohne Zucker		Lactosefrei		
Gemeiner Bocksdorn		Lactosefrei		
Gemüselasagne	1¼	Portion (140 g); 175 g insgesamt	0,5 2,5 4	+1
Gemüsesaft		Lactosefrei		
Gerstenmehl		Lactosefrei		

Stichworttabelle	Standardmenge	Einheit/Gesamtmenge/Info	0/2/3	
Gewürzspekulatius		Lactosefrei		
Gibson		Lactosefrei		
Gin		Lactosefrei		
Ginger Ale		Lactosefrei		
Ginkonuss		Lactosefrei		
Glaceau® multi-v		Lactosefrei		
Glaceau® vitaminwater defense		Lactosefrei		
Glaceau® vitaminwater essential		Lactosefrei		
Glaceau® vitaminwater ignite		Lactosefrei		
Glaceau® vitaminwater power-c		Lactosefrei		
Glaceau® vitaminwater restore		Lactosefrei		
Glutenfreies Brot		Lactosefrei		
Gnocchi (Kartoffelbasis)		Lactosefrei		
Gnocchi auf Weizenbasis mit Käse	3½	Portion (70 g); 245 g insgesamt	1,75 7 10,5	+2¾
Gorgonzola	20	Portion (30 g); 600 g insgesamt	10 40 60	+16½
Gouda	4½	Portion (30 g); 135 g insgesamt	2,25 9 13,5	+3¾

Stichworttabelle	Standardmenge	Einheit/Gesamtmenge/Info	0/2/3	
Granatapfel		Lactosefrei		
Granatapfelsaft		Lactosefrei		
Grand Marnier®		Lactosefrei		
Grapefruit pink		Lactosefrei		
Grapefruitsaft		Lactosefrei		
Grasshopper	1¼	Glas (200 ml); 250 ml insgesamt	0,5 2,5 3,75	+1
Griechischer Joghurt, fettreduziert natur	¼	Stück (250 g); 63 g insgesamt	0 0,75 1,25	+¼
Grüner Tee, stark		Lactosefrei		
Grünkohl		Lactosefrei		
Guave		Lactosefrei		
Gulasch, Rind		Lactosefrei		
Gummibären		Lactosefrei		
Gummibären, zuckerfrei		Lactosefrei		
Gummiwürmer		Lactosefrei		
Gummiwürmer, zuckerfrei		Lactosefrei		
Gurke		Lactosefrei		

Stichworttabelle	Standardmenge	Einheit/Gesamtmenge/Info	0/2/3	
Gurke, ohne Schale		Lactosefrei		
Häagen-Dazs® Eiscreme BAILEYS®	½	Portion (102 g); 51 g insgesamt	0,25 1 1,5	+¼
Häagen-Dazs® Eiscreme Cherry	½	Portion (101 g); 51 g insgesamt	0,25 1 1,75	+½
Häagen-Dazs® Eiscreme Chocolate	¼	Portion (106 g); 27 g insgesamt	0 0,75 1,25	+¼
Häagen-Dazs® Eiscreme Coffee	¼	Portion (106 g); 27 g insgesamt	0 0,75 1,25	+¼
Häagen-Dazs® Eiscreme Cookies & Cream	½	Portion (102 g); 51 g insgesamt	0,25 1 1,75	+¼
Häagen-Dazs® Eiscreme Erdbeere	½	Portion (106 g); 53 g insgesamt	0,25 1 1,5	+¼
Häagen-Dazs® Eiscreme Mango	¼	Portion (106 g); 27 g insgesamt	0 0,75 1,25	+¼
Häagen-Dazs® Eiscreme Pecannuss	½	Portion (106 g); 53 g insgesamt	0,25 1,25 1,75	+½
Häagen-Dazs® Eiscreme Pistazie	½	Portion (106 g); 53 g insgesamt	0,25 1,25 1,75	+½
Häagen-Dazs® Eiscreme Rocky Road	¼	Portion (104 g); 26 g insgesamt	0 0,75 1,25	+¼
Häagen-Dazs® Secret Sensations Crème Brûlée	½	Portion (107 g); 54 g insgesamt	0,25 1 1,5	+¼
Häagen-Dazs® Eiscreme Vanille	½	Portion (106 g); 53 g insgesamt	0,25 1,25 1,75	+½
Häagen-Dazs® Frozen Yogurt, Schokolade	½	Portion (106 g); 53 g insgesamt	0,25 1,25 2	+½
Häagen-Dazs® Frozen Yogurt, Vanille	½	Portion (106 g); 53 g insgesamt	0,25 1,25 1,75	+½
Hackbraten	2¼	Portion (85 g); 191 g insgesamt	1 4,75 7,25	+2

Stichworttabelle	Standardmenge	Einheit/Gesamtmenge/Info	0/2/3	
Haferflocken		Lactosefrei		
Hafermilch		Lactosefrei		
Hagebutte		Lactosefrei		
Hähnchen Klöße Suppe	7¼	Portion (126 g); 914 g insgesamt	3,5 14,75 22,25	+6
Hähnchen mit Käsesoße	1	Portion (216 g); 216 g insgesamt	0,5 2 3	+¾
Hähnchen Süß-sauer		Lactosefrei		
Hähnchencremesuppe	6½	Portion (126 g); 819 g insgesamt	3,25 13,25 20	+5½
Hähnchenkuchen	1½	Portion (85 g); 128 g insgesamt	0,75 3,25 5	+1¼
Halbfettmargarine	21¾	Portion (9 g); 196 g insgesamt	10,75 43,5 65,25	+18
Halva (Belgisches Nougat)		Lactosefrei		
Hamburgersoße		Lactosefrei		
Hartweizengries		Lactosefrei		
Harvey Wallbanger		Lactosefrei		
Haselnüsse		Lactosefrei		
Heidelbeere		Lactosefrei		
Heidelbeersaft		Lactosefrei		

Stichworttabelle	Standardmenge	Einheit/Gesamtmenge/Info	0/2/3	
Heinz® 57 Soße		Lactosefrei		
Heiße Schokolade, weiß	¼	Tasse (150 ml); 38 ml insgesamt	0 0,5 1	+¼
Himbeer-Cranberrysaft		Lactosefrei		
Himbeere		Lactosefrei		
Himbeeren		Lactosefrei		
Hirse		Lactosefrei		
Holunderbeeren		Lactosefrei		
Honig		Enthält nur Spuren		
Honigmelone		Lactosefrei		
Honig-Senf Soße		Lactosefrei		
Hot Dog		Lactosefrei		
Hühnchen mit Haut		Lactosefrei		
Hühnerfrikassee		Lactosefrei		
Hühnersuppe klassisch		Lactosefrei		
Hühner-WanTan Suppe		Lactosefrei		
Ingwer		Lactosefrei		

Stichworttabelle	Standardmenge	Einheit/Gesamtmenge/Info	0/2/3	
Ingwer und Wasabi		Lactosefrei		
Ingwerplätzchen		Lactosefrei		
Ingwersoße		Lactosefrei		
Ingwerwurzel		Lactosefrei		
Instantkaffee		Lactosefrei		
Irish Coffee mit Sahne	3¾	Tasse (150 ml); 563 ml insgesamt	1,75 7,5 11,25	+3
Italian Dressing Kraft®		Lactosefrei		
Jackfrucht		Lactosefrei		
Jasmintee		Lactosefrei		
Jelly Beans®		Lactosefrei		
Jelly Beans®, zuckerfrei		Lactosefrei		
Joghurt mit Cerealien	¼	Stück (250 g); 63 g insgesamt	0 0,5 0,75	+0,24
Joghurt, Blaubeere	¼	Stück (250 g); 63 g insgesamt	0 0,5 0,75	+¼
Joghurt, Erdbeere	¼	Stück (250 g); 63 g insgesamt	0 0,5 0,75	+¼
Joghurt, fettfrei Erdbeere	¼	Stück (250 g); 63 g insgesamt	0 0,5 0,75	+¼
Joghurt, fettfrei Himbeere	¼	Stück (250 g); 63 g insgesamt	0 0,5 0,75	+¼

Stichworttabelle	Standardmenge	Einheit/Gesamtmenge/Info	0/2/3	
Joghurt, fettfrei natur	¼	Stück (150 g); 38 g insgesamt	0 0,5 0,75	+0,22
Joghurt, fettfrei Pfirsich	¼	Stück (250 g); 63 g insgesamt	0 0,5 0,75	+¼
Joghurt, fettfrei Sauerkirsche	5¼	Esslöffel (15 g); 79 g insgesamt	2,5 10,75 16,25	+4½
Joghurt, fettfrei Vanille	¼	Stück (150 g); 38 g insgesamt	0 0,75 1,25	+¼
Joghurt, fettfrei Zitrone	½	Stück (150 g); 75 g insgesamt	0,25 1 1,5	+¼
Joghurt, gesüßt mit Aspartam	4	Esslöffel (15 g); 60 g insgesamt	2 8 12	+3¼
Joghurt, gesüßt mit Sucralose	¼	Stück (250 g); 63 g insgesamt	0 0,5 0,75	+¼
Joghurt, Karamell	½	Stück (100 g); 50 g insgesamt	0,25 1,25 2	+½
Joghurt, Schokolade	½	Stück (150 g); 75 g insgesamt	0,25 1 1,5	+¼
Joghurt-Kräuter Dressing Kraft®		Enthält nur Spuren		
Johannisbeersaft, schwarz		Lactosefrei		
Kaffee Americano		Lactosefrei		
Kaffee Americano mit Sirup		Lactosefrei		
Kaffee aus Fertigmix		Enthält nur Spuren		
Kaffee, entkoffeiniert		Lactosefrei		
Kaffeelikör		Lactosefrei		

Stichworttabelle	Standardmenge	Einheit/Gesamtmenge/Info	0/2/3	
Kaffeesahnetorte	½	Portion (87,5 g); 44 g insgesamt	0,25 1 1,5	+¼
Kaffeesubstitut, koffeinfrei, Kaffee Caro® Kaffee		Lactosefrei		
Kaffeeteilchen, glasiert mit Pudding	3	Stück (125 g); 375 g insgesamt	1,5 6 9	+2½
Kaffeeweißer	¼	Portion (22,64 g); 6 g insgesamt	0 0,5 0,75	+0,22
Kaffegebäck mit Nougat		Lactosefrei		
Kakao, selbstgemacht	¼	Tasse (150 ml); 38 ml insgesamt	0 0,5 1	+¼
Kaki		Lactosefrei		
Kamellen		Lactosefrei		
Kamikaze		Lactosefrei		
Kamillentee		Lactosefrei		
Kapern		Lactosefrei		
Karamellbonbon	8	Stück (6,9 g); 55 g insgesamt	4 16 24,25	+6½
Karamellkeks	12¼	Stück (15,5 g); 190 g insgesamt	6 24,75 37,25	+10¼
Karamellsoße	6	Portion (41 g); 246 g insgesamt	3 12 18,25	+5
Karamellteilchen	8¾	Stück (71 g); 621 g insgesamt	4,25 17,5 26,5	+7¼
Karotten gekocht		Lactosefrei		

Stichworttabelle	Standardmenge		Einheit/Gesamtmenge/Info	0/2/3	
Karotten roh			Lactosefrei		
Karottensaft			Lactosefrei		
Kartoffel gekocht ohne Schale			Lactosefrei		
Kartoffelbrot	6¼		Scheibe (34 g); 213 g insgesamt	3 12,75 19	+5¼
Kartoffelcremesuppe Trockenmix	3¼		Portion (23 g); 75 g insgesamt	1,5 6,75 10,25	+2¾
Kartoffelgratin	1		Portion (140 g); 140 g insgesamt	0,5 2,25 3,25	+¾
Kartoffelklößе	45½		Portion (140 g); 6370 g insgesamt	22,75 >90 >90	+37¾
Kartoffeln gekocht mit Schale			Lactosefrei		
Kartoffelsalat mit Ei und Mayonnaise			Lactosefrei		
Kartoffelsalat mit Essig Öl und Schinken			Lactosefrei		
Kartoffelsticks			Lactosefrei		
Kartoffelsuppe mit Broccoli und Käse	29¾		Portion (245 g); 7289 g insgesamt	14,75 59,5 89,5	+24¾
Käsecräcker			Lactosefrei		
Käseflips	4		Hand (21 g); 84 g insgesamt	2 8 12,25	+3¼
Käsekuchen, selbstgemacht	½		Stück (220 g); 110 g insgesamt	0,25 1,25 2	+½
Käselasagne	1¼		Portion (140 g); 175 g insgesamt	0,5 2,5 4	+1

Stichworttabelle	Standardmenge	Einheit/Gesamtmenge/Info	0/2/3	
Käseravioli	1	Portion (170 g); 170 g insgesamt	0,5 2 3,25	+¾
Käsesoße	¼	Portion (66 g); 17 g insgesamt	0 0,5 1	+¼
Kastanien		Lactosefrei		
Kastanien, geröstet		Lactosefrei		
Kaugummi		Lactosefrei		
Kaugummi, zuckerfrei		Lactosefrei		
Kaviar		Lactosefrei		
Kefir	¼	Portion (220 g); 55 g insgesamt	0 0,5 1	+¼
Keks mit Erdnusscreme		Lactosefrei		
Keks mit zuckerfreier Zitronencreme	32½	Stück (19,5 g); 634 g insgesamt	16,25 65,25 >90	+27
Ketchup		Lactosefrei		
Ketchup, wenig Salz		Lactosefrei		
KFC® BBQ Sauce		Lactosefrei		
KFC® Cole Slaw Salat		Lactosefrei		
KFC® Crispy Strips®		Lactosefrei		
KFC® Curry Salsa Soße	6	Portion (29,4 g); 176 g insgesamt	3 12,25 18,5	+5

Stichworttabelle	Standardmenge	Einheit/Gesamtmenge/Info	0/2/3	
KFC® Gartensalat		Lactosefrei		
KFC® Grilled Chicken Salad		Enthält nur Spuren		
KFC® Hot Filet Bites		Lactosefrei		
KFC® Hot Wings®		Lactosefrei		
KFC® Kartoffelpüree mit Gravy	½	Portion (140 g); 70 g insgesamt	0,25 1,25 2	+½
KFC® Maiskolben		Lactosefrei		
KFC® Salatdressing French	4¾	Portion (30 g); 143 g insgesamt	2,25 9,5 14,25	+3¾
KFC® Smacker		Lactosefrei		
KFC® Süß sauer Soße		Lactosefrei		
KFC® Twister®		Lactosefrei		
KFC® Yummy Twister®		Lactosefrei		
Kichererbsen		Lactosefrei		
Kirschkuchen		Lactosefrei		
Kirschsaft		Lactosefrei		
Kirschschnaps		Lactosefrei		
Kit Kat®	2	Stück (43 g); 86 g insgesamt	1 4,25 6,25	+1¾

Stichworttabelle	Standardmenge	Einheit/Gesamtmenge/Info	0/2/3	
Kit Kat® weiße Schokolade	¾	Stück (42 g); 32 g insgesamt	0,25 1,5 2,25	+½
Kiwi gold		Lactosefrei		
Kiwi grün		Lactosefrei		
Knäckebrot		Lactosefrei		
Knoblauch		Lactosefrei		
Knoblauchpulver		Lactosefrei		
Knoblauchsoße		Enthält nur Spuren		
Knuspermüsli mit Früchten		Lactosefrei		
Knuspermüsli mit Nüssen und Honig		Lactosefrei		
Kochbanane gekocht		Lactosefrei		
Kohlrabi		Lactosefrei		
Kokosnuss		Lactosefrei		
Kokosnuss Schokoriegel	45¼	Stück (42 g); 1901 g insgesamt	22,5 >90 >90	+37¾
Kokosnussmilch		Lactosefrei		
Kokosnussöl		Lactosefrei		
Kokosnussraspeln		Lactosefrei		

Stichworttabelle	Standardmenge		Einheit/Gesamtmenge/Info	0/2/3	
Kokosnussraspeln gesüßt			Lactosefrei		
Kokosnusssorbet	18¾		Portion (106 g); 1988 g insgesamt	9,25 37,5 56,5	+15½
Kondensmilch, gesüßt	½		Portion (38 g); 19 g insgesamt	0,25 1,25 2	+½
Kondensmilch, gesüßt fettreduziert	½		Portion (39 g); 20 g insgesamt	0,25 1,25 1,75	+½
Kopfsalat			Lactosefrei		
Koriander			Lactosefrei		
Köttbullar	1½		Portion (140 g); 210 g insgesamt	0,75 3 4,75	+1¼
Kräuterquark	3½		Portion (55 g); 193 g insgesamt	1,75 7 10,5	+2¾
Kräutertee, stark			Lactosefrei		
Krautsalat mit Ananas und Mayonnaise			Lactosefrei		
Krautsalat mit Äpfeln und Rosinen			Lactosefrei		
Kresse			Lactosefrei		
Kürbis, Butternuss/Birne			Lactosefrei		
Kürbis, Winter			Lactosefrei		
Kürbiscremesuppe	13½		Portion (245 g); 3308 g insgesamt	6,75 27 40,75	+11¼
Kürbiskerne			Lactosefrei		

Stichworttabelle	Standardmenge	Einheit/Gesamtmenge/Info	0/2/3	
Kürbiskernöl		Lactosefrei		
Kürbisravioli	½	Portion (250 g); 125 g insgesamt	0,25 1,25 2	+½
Lactosereduzierter Hüttenkäse, 1 % Fett	3¼	Portion (110 g); 358 g insgesamt	1,5 6,75 10	+2¾
Lakritze		Lactosefrei		
Lange Honigmelone		Lactosefrei		
Lasagne mit Rindfleisch	2	Portion (140 g); 280 g insgesamt	1 4 6,25	+1¾
Lauchsuppe	¾	Portion (245 g); 184 g insgesamt	0,25 1,5 2,25	+½
Lay's® Potato Chips, Classic		Lactosefrei		
Lay's® Potato Chips, Salt & Vinegar		Lactosefrei		
Lay's® Potato Chips, Sour Cream & Onion		Lactosefrei		
Lay's® Stax Potato Crisps, Cheddar		Lactosefrei		
Lay's® Stax Potato Crisps, Hot 'n Spicy Barbecue		Lactosefrei		
Leberpastete		Lactosefrei		
Lebkuchen		Enthält nur Spuren		
Leinöl		Lactosefrei		
Leinsamen		Lactosefrei		

Stichworttabelle	Standardmenge	Einheit/Gesamtmenge/Info	0/2/3	
Limabohnen		Lactosefrei		
Limburger	20¼	Portion (30 g); 608 g insgesamt	10 40,75 61	+17
Limette		Lactosefrei		
Limettensaft		Lactosefrei		
Linsen		Lactosefrei		
Linsensuppe		Enthält nur Spuren		
Lipton® Eistee		Lactosefrei		
Lipton® Eistee Zero		Lactosefrei		
Litschis		Lactosefrei		
Loganbeere		Lactosefrei		
Lollo Rosso		Lactosefrei		
Long Island Eistee		Lactosefrei		
Lotuswurzel		Lactosefrei		
Löwenzahntee, stark		Lactosefrei		
Lutscher		Lactosefrei		
Lutscher, zuckerfrei		Lactosefrei		

Stichworttabelle	Standardmenge	Einheit/Gesamtmenge/Info	0/2/3	
Luzernesprossen (Alfalfa)		Lactosefrei		
M & M's®	2½	Portion (40 g); 100 g insgesamt	1,25 5 7,5	+2
Macadamianuss		Lactosefrei		
Mangostane		Lactosefrei		
Mai Tai		Lactosefrei		
Maiskeimöl		Lactosefrei		
Maitake, Asiapilz		Lactosefrei		
Makkaroni mit Käse	21½	Portion (217 g); 4666 g insgesamt	10,75 43 64,75	+18
Mamba®,		Lactosefrei		
Mamba®, sauer		Lactosefrei		
Mandarine		Lactosefrei		
Mandelmilch, ungesüßt		Lactosefrei		
Mandeln		Lactosefrei		
Mandelplätzchen		Enthält nur Spuren		
Mango		Lactosefrei		
Mangold		Lactosefrei		

Stichworttabelle	Standardmenge	Einheit/Gesamtmenge/Info	0/2/3	
Mangomilch	¼	Glas (200 ml); 50 ml insgesamt	0 0,75 1,25	+¼
Mango-Orangensaft		Lactosefrei		
Mangosaft		Lactosefrei		
Manhattan		Lactosefrei		
Maracujasaft		Lactosefrei		
Margarine	31	Portion (14 g); 434 g insgesamt	15,5 62 >90	+25¾
Margarine mit Leinöl	32¼	Portion (14 g); 452 g insgesamt	16 64,75 >90	+27
Margarine, fettfrei	15½	Portion (14 g); 217 g insgesamt	7,75 31,25 46,75	+13
Margarita, frozen		Lactosefrei		
Marillensaft		Lactosefrei		
Markstammkohl		Lactosefrei		
Marmelade		Lactosefrei		
Marmelade, ohne Zucker-zusatz		Lactosefrei		
Marmelade, zuckerfrei mit Aspartam		Lactosefrei		
Marmelade, zuckerfrei mit Saccharin		Lactosefrei		
Marmelade, zuckerfrei mit Sucralose		Lactosefrei		

Stichworttabelle	Standardmenge	Einheit/Gesamtmenge/Info	0/2/3	
Marmelade, zuckerreduziert		Lactosefrei		
Mars® Riegel, ähnlich	1¾	Stück (49,9 g); 87 g insgesamt	0,75 3,5 5,25	+1½
Marshmallow		Lactosefrei		
Martini®		Lactosefrei		
Marzipan		Lactosefrei		
Mascarpone	2½	Portion (30 g); 75 g insgesamt	1,25 5 7,5	+2
Mate-Tee		Lactosefrei		
Matjes		Lactosefrei		
Maulbeere		Lactosefrei		
Mayonnaise Kraft®		Lactosefrei		
Mayonnaise ohne Fett Kraft®		Lactosefrei		
McDonald's® Apfeltüte		Lactosefrei		
McDonald's® Balsamico Dressing		Lactosefrei		
McDonald's® Barbecue Sauce		Lactosefrei		
McDonald's® Big Mac®	9¾	Stück (215 g); 2096 g insgesamt	4,75 19,75 29,75	+8¼
McDonald's® Cheeseburger	9¾	Stück (114 g); 1112 g insgesamt	4,75 19,75 29,75	+8¼

Stichworttabelle	Standardmenge	Einheit/Gesamtmenge/Info	0/2/3	
McDonald's® Chicken McNuggets®		Lactosefrei		
McDonald's® Chili Sauce		Lactosefrei		
McDonald's® Dark Chocolate	¼	Tasse (150 ml); 38 ml insgesamt	0 0,5 1	+¼
McDonald's® Doppel-Cheeseburger	4¾	Stück (165 g); 784 g insgesamt	2,25 9,75 14,75	+4
McDonald's® Hamburger		Lactosefrei		
McDonald's® Hamburger Royal TS®		Lactosefrei		
McDonald's® Haus Dressing?	18¼	Portion (30 g); 548 g insgesamt	9 36,75 55	+15¼
McDonald's® Iced Fruit Smoothie	2¾	Glas (200 ml); 550 ml insgesamt	1,25 5,5 8,25	+2¼
McDonald's® McCafé® Choc Cookie		Lactosefrei		
McDonald's® McCafé® Schoko Frappé	¼	Tasse (150 ml); 38 ml insgesamt	0 0,75 1,25	+¼
McDonald's® McCafé® Vanille u. a. Frappé	¼	Tasse (150 ml); 38 ml insgesamt	0 0,75 1,25	+¼
McDonald's® McChicken®		Lactosefrei		
McDonald's® McDouble®	9¾	Stück (151 g); 1472 g insgesamt	4,75 19,75 29,75	+8¼
McDonald's® McFish®	19¾	Stück (142 g); 2805 g insgesamt	9,75 39,75 59,75	+16½
McDonald's® McFlurry® Smarties®	0^2	Portion (228 g); Verzehr vermeiden	0 0,25 0,5	+0,19
McDonald's® McMuffin® Sausage & Egg	9¾	Stück (164 g); 1599 g insgesamt	4,75 19,75 29,75	+8¼

Stichworttabelle	Standardmenge	Einheit/Gesamtmenge/Info	0/2/3	
McDonald's® McRib®		Lactosefrei		
McDonald's® McSundae® mit Karamellsauce	¼	Portion (182 g); 46 g insgesamt	0 0,5 1	+¼
McDonald's® McSundae® mit Schokosauce	¼	Portion (179 g); 45 g insgesamt	0 0,5 0,75	+¼
McDonald's® Milchshake Schokogeschmack	¼	Portion (210 g); 53 g insgesamt	0 0,5 0,75	+¼
McDonald's® Milchshake Vanille- oder Erdbeer	¼	Portion (206 g); 52 g insgesamt	0 0,5 0,75	+¼
McDonald's® Orangensaft		Lactosefrei		
McDonald's® Pommes Frites		Lactosefrei		
McDonald's® Senf Sauce		Enthält nur Spuren		
McDonald's® Snack Salat Classic		Lactosefrei		
McDonald's® Snack Wrap® TS	62	Stück (118 g); 7316 g insgesamt	31 >90 >90	+51½
McDonald's® Süßsauer Soße		Lactosefrei		
Meerrettich		Lactosefrei		
Melasse		Lactosefrei		
Mentos®		Lactosefrei		
Merlot, rot		Lactosefrei		
Merlot, weiß		Lactosefrei		

Stichworttabelle	Standardmenge	Einheit/Gesamtmenge/Info	0/2/3	
Mettwurst		Lactosefrei		
Mexikanische Pizza (Taco Bell®)	13¾	Stück (213 g); 2929 g insgesamt	6,75 27,75 41,75	+11½
Milch, 2 % Fett	¼	Glas (200 ml); 50 ml insgesamt	0 0,5 0,75	+0,23
Milch, fettfrei	¼	Glas (200 ml); 50 ml insgesamt	0 0,5 0,75	+0,21
Milch, lactosereduziert		Lactosefrei		
Milch, lactosereduziert fett-frei		Lactosefrei		
Milch, lactosereduziert fett-frei mit Calcium		Lactosefrei		
Milchkaffee	½	Tasse (150 ml); 75 ml insgesamt	0,25 1 1,5	+¼
Milchreis mit Rosinen	½	Stück (200 g); 100 g ins-gesamt	0,25 1 1,5	+¼
Milchreis mit Rosinen und Kokosnuss	½	Stück (200 g); 100 g ins-gesamt	0,25 1 1,75	+¼
Milchreis, pur	½	Stück (200 g); 100 g ins-gesamt	0,25 1 1,5	+¼
Milchschokolade	¼	Tafel (125 g); 31 g ins-gesamt	0 0,5 0,75	+¼
Milchschokolade mit Ce-realien	½	Tafel (125 g); 63 g ins-gesamt	0,25 1,25 2	+½
Milchschokolade mit Ce-realien, zuckerfrei	½	Tafel (125 g); 63 g ins-gesamt	0,25 1,25 2	+½
Milchschokolade, zuckerfrei	¼	Tafel (125 g); 31 g ins-gesamt	0 0,5 0,75	+¼
Milky Way®	1¾	Stück (60,4 g); 106 g insgesamt	0,75 3,5 5,25	+1½

Stichworttabelle	Standardmenge	Einheit/Gesamtmenge/Info	0/2/3	
Minestrone, kleine Portion		Lactosefrei		
Minestrone, selbstgemacht		Lactosefrei		
Mint Julep		Lactosefrei		
Mintkeks	32½	Stück (8 g); 260 g insgesamt	16,25 65,25 >90	+27
Mintpastillen		Lactosefrei		
Mintpastillen, zuckerfrei		Lactosefrei		
Miracle Whip Balance Kraft®		Enthält nur Spuren		
Miracle Whip Kraft®		Enthält nur Spuren		
Miracle Whip so leicht Kraft®	80	Esslöffel (15 g); 1200 g insgesamt	40 >90 >90	+66½
Möhrenkuchen		Lactosefrei		
Mojito		Lactosefrei		
Mokka ohne Sirup	½	Tasse (150 ml); 75 ml insgesamt	0,25 1 1,5	+¼
Mokkatasse		Lactosefrei		
Monster Energy Drink®		Lactosefrei		
Monster Energy Drink® Khaos®		Lactosefrei		
Morcheln		Lactosefrei		

Stichworttabelle	Standardmenge	Einheit/Gesamtmenge/Info	0/2/3	
Mortadella		Lactosefrei		
Mountain Dew®		Lactosefrei		
Mountain Dew® Code Red		Lactosefrei		
Mozzarella	2¾	Portion (30 g); 83 g insgesamt	1,25 5,75 8,75	+2¼
Mozzarella, fettfrei	2¾	Portion (30 g); 83 g insgesamt	1,25 5,75 8,75	+2¼
Muffin, Blaubeeren	1¼	Stück (113 g); 141 g insgesamt	0,5 2,75 4,25	+1
Muffin, Hafermehl	1¼	Stück (113 g); 141 g insgesamt	0,5 2,75 4,25	+1
Muffin, Kürbis	1¼	Stück (113 g); 141 g insgesamt	0,5 2,75 4,25	+1
Muffin, Möhren	1¼	Stück (113 g); 141 g insgesamt	0,5 2,75 4,25	+1
Multivitaminsaft		Lactosefrei		
Mungbohnen		Lactosefrei		
Münsterkäse	8¾	Portion (30 g); 263 g insgesamt	4,25 17,75 26,75	+7¼
Muscheln		Lactosefrei		
Muscheln, Zwiebeln-Pilzen Füllung	24½	Portion (140 g); 3430 g insgesamt	12,25 49,25 73,75	+20½
Muskatwein		Lactosefrei		
Müsli mit Rosinen und Bananenchips	14	Stück (25 g); 350 g insgesamt	7 28,25 42,25	+11¾

Stichworttabelle	Standardmenge	Einheit/Gesamtmenge/Info	0/2/3	
Müsliriegel mit Banane	14	Stück (25 g); 350 g insgesamt	7 28,25 42,25	+11¾
Müsliriegel mit Blaubeeren	10	Stück (35 g); 350 g insgesamt	5 20 30,25	+8¼
Müsliriegel mit Cranberries und Dunkelschokolade	13	Stück (27 g); 351 g insgesamt	6,5 26 39,25	+10¾
Müsliriegel mit Honig	10	Stück (35 g); 350 g insgesamt	5 20 30,25	+8¼
Müsliriegel mit Kirsche und Dunkelschokolade	12	Stück (29 g); 348 g insgesamt	6 24,25 36,5	+10
Müsliriegel mit Kokosnuss	4	Stück (28 g); 112 g insgesamt	2 8,25 12,25	+3¼
Müsliriegel mit Mandeln, enthält Milchpulver	11¾	Stück (30 g); 353 g insgesamt	5,75 23,5 35,25	+9¾
Müsliriegel mit Rosinen	12	Stück (29 g); 348 g insgesamt	6 24,25 36,5	+10
Müsliriegel mit Schokostückchen	14	Stück (25 g); 350 g insgesamt	7 28,25 42,25	+11¾
Müslix (Kellogg's®)		Lactosefrei		
Nachos	28	Hand (21 g); 588 g insgesamt	14 56 84	+23¼
Nachos mit Käsegeschmack		Enthält nur Spuren		
Nachos mit Käsesoße (Taco Bell®)	6¼	Portion (140 g); 875 g insgesamt	3 12,75 19,25	+5¼
Nektarinen		Lactosefrei		
Nestea®		Lactosefrei		
Nestea® ohne Zucker		Lactosefrei		

Stichworttabelle	Standardmenge	Einheit/Gesamtmenge/Info	0/2/3	
Nestea®, Instantpulver		Lactosefrei		
Nestea®, Instantpulver zuckerfrei		Lactosefrei		
Nestlé Schöller® Nucki Nuss Eishörnchen	1	Stück (96 g); 96 g insgesamt	0,5 2,25 3,25	+¾
Nestlé® Choccino	¼	Tasse (150 ml); 38 ml insgesamt	0 0,5 1	+¼
Nestlé® CiniMinis		Lactosefrei		
Nestlé® Clusters		Lactosefrei		
Nestlé® Cookie Crisp		Lactosefrei		
Nestlé® feinste heiße Schokolade, Vollmilch zubereitet	¼	Tasse (150 ml); 38 ml insgesamt	0 0,5 1	+¼
Nestlé® Fitness		Lactosefrei		
Nestlé® NESQUIK Knusper-Frühstück		Lactosefrei		
Nestlé® Nesquik®	¼	Glas (200 ml); 50 ml insgesamt	0 0,5 0,75	+0,23
Nestlé® Shreddies Choko		Lactosefrei		
Nestlé® Shreddies Classic		Lactosefrei		
Nestlé® Shreddies Honig		Lactosefrei		
No Fear®		Lactosefrei		
No Fear® Sugar Free		Lactosefrei		

Stichworttabelle	Standardmenge	Einheit/Gesamtmenge/Info	0/2/3	
Nougat		Lactosefrei		
Nudelauflauf mit Bratensoße, Käse und Gemüse	3¾	Portion (228 g); 855 g insgesamt	1,75 7,5 11,25	+3
Nudeln, Weizen		Lactosefrei		
Nudelsalat mit Ei, Fleisch und Mayonnaise		Lactosefrei		
Nudelsalat mit Gemüse und italienischem Dressing		Enthält nur Spuren		
Nudelsuppenmix, trocken		Lactosefrei		
Nutella®	32¼	Portion (37 g); 1193 g insgesamt	16 64,75 >90	+27
Okra		Lactosefrei		
Oliven, grün		Lactosefrei		
Oliven, schwarz		Lactosefrei		
Omelette mit Schinken	34¾	Portion (110 g); 3823 g insgesamt	17,25 69,75 >90	+29
Omelette mit Wurst, Kartoffeln und Zwiebeln	52¼	Portion (110 g); 5748 g insgesamt	26 >90 >90	+43½
Oolong-Tee, stark		Lactosefrei		
Orange		Lactosefrei		
Orangen-Kiwisaft		Lactosefrei		
Orangenmarmelade, zuckerfrei mit Aspartam		Lactosefrei		

Stichworttabelle	Standardmenge	Einheit/Gesamtmenge/Info	0/2/3
Orangenmarmelade, zuckerfrei mit Saccharin		Lactosefrei	
Orangenmarmelade, zuckerfrei mit Sucralose		Lactosefrei	
Orangensaft		Lactosefrei	
Orangenschale		Lactosefrei	
Oregano		Lactosefrei	
Oreo®		Lactosefrei	
Oreo® Schokobrownies mit Oreo®		Enthält nur Spuren	
Oreo®, zuckerfrei		Enthält nur Spuren	
Ouzo		Lactosefrei	
Paella		Lactosefrei	
Palmkernöl		Lactosefrei	
Papaya		Lactosefrei	
Paprika grün		Lactosefrei	
Paprika, gelb		Lactosefrei	
Paranuss		Lactosefrei	
Parmesan		Enthält nur Spuren	

Stichworttabelle	Standardmenge	Einheit/Gesamtmenge/Info	0/2/3	
Parmesan, fettfrei		Enthält nur Spuren		+75¾
Passionsfrucht		Lactosefrei		
Pastinak		Lactosefrei		
Patisson		Lactosefrei		
Pecannuss		Lactosefrei		
Peperoni grün		Lactosefrei		
Peperoni rot		Lactosefrei		
Pepsi®		Lactosefrei		
Pepsi® light		Lactosefrei		
Pepsi® Max		Lactosefrei		
Pepsi® Twist		Lactosefrei		
Pesto Verde		Enthält nur Spuren		
Petersilie		Lactosefrei		
Pfannkuchen, Fertigmix mit Buchweizen		Lactosefrei		
Pfannkuchen, selbstgemacht	2½	Stück (44 g); 110 g insgesamt	1,25 5 7,75	+2
Pfeffer, schwarz		Lactosefrei		

Stichworttabelle	Standardmenge	Einheit/Gesamtmenge/Info	0/2/3	
Pfefferminze, frisch		Lactosefrei		
Pfefferminztee		Lactosefrei		
Pfirsich gelb rot		Lactosefrei		
Pfirsich weiß		Lactosefrei		
Pfirsichkuchen		Lactosefrei		
Pfirsichsaft		Lactosefrei		
Pflaume		Lactosefrei		
Pflaumensaft		Lactosefrei		
Phat Thai		Lactosefrei		
Piel de Sapo		Lactosefrei		
Pilzcremesuppe	1½	Portion (245 g); 368 g insgesamt	0,75 3,25 5	+1¼
Pilze mit Butter gebraten		Lactosefrei		
Pilzsauce	75¼	Esslöffel (15 g); 1129 g insgesamt	37,5 >90 >90	+62¾
Pina Colada		Lactosefrei		
Pinienkerne		Lactosefrei		
Pistazien		Lactosefrei		

Stichworttabelle	Standardmenge		Einheit/Gesamtmenge/Info	0/2/3	
Pizza Hut® Pepperoni Lover's pizza, stuffed crust	30		Portion (140 g); 4200 g insgesamt	15 60,25 >90	+25
Pizza Hut® Personal Pan, supreme	16¾		Stück (256 g); 4288 g insgesamt	8,25 33,75 50,75	+14
Pizza mit Käse	12¼		Stück (209 g); 2560 g insgesamt	6 24,5 37	+10¼
Pizzabrot	61½		Stück (56 g); 3444 g insgesamt	30,75 >90 >90	+51¼
Pökelfleisch			Lactosefrei		
Polenta	½		Portion (240 g); 120 g insgesamt	0,25 1 1,75	+½
Popcorn, gezuckert			Enthält nur Spuren		
Popcorn, mit Butter	36¾		Portion (30 g); 1103 g insgesamt	18,25 73,75 >90	+30¾
Porree, Blätter			Lactosefrei		
Porree, ganz			Lactosefrei		
Porree, weiße Wurzel			Lactosefrei		
Portulak			Lactosefrei		
Portwein			Lactosefrei		
Power Bar® Energize Bar, Banana Punch			Lactosefrei		
Power Bar® Energize Bar, Berry			Lactosefrei		
Power Bar® Energize Bar, Chocolate			Lactosefrei		

Stichworttabelle	Standardmenge	Einheit/Gesamtmenge/Info	0/2/3	
Power Bar® Energize Bar, Cookies & Cream		Lactosefrei		
Power Bar® Energize Bar, Vanille		Lactosefrei		
Power Bar® Natural Energy Cereal, Cacao Crunch	2¾	Stück (65 g); 179 g insgesamt	1,25 5,75 8,5	+2¼
Powerade®, alle Geschmacksrichtungen	7½	Glas (200 ml); 1500 ml insgesamt	3,75 15 22,5	+6¼
Powerbar® Protein Plus 20 g, Brownie	2	Stück (70 g); 140 g insgesamt	1 4 6	+1½
Powerbar® Protein Plus 20 g, Erdnussbutter	3	Stück (61 g); 183 g insgesamt	1,5 6 9,25	+2½
Powerbar® Protein Plus 20 g, Schokolade	3	Stück (61 g); 183 g insgesamt	1,5 6 9,25	+2½
Pralinen: Früchte Dunkelschokolade	56½	Stück (15 g); 848 g insgesamt	28,25 >90 >90	+47
Pralinen: Früchte Schokolade	56½	Stück (15 g); 848 g insgesamt	28,25 >90 >90	+47
Pralinen: Früchte Dunkelschokolade zuckerfrei	37¾	Stück (17 g); 642 g insgesamt	18,75 75,5 >90	+31¼
Pralinen: Karamell zuckerfrei	74½	Stück (8,6 g); 641 g insgesamt	37,25 >90 >90	+62
Pralinen: Walnuss	3½	Stück (55 g); 193 g insgesamt	1,75 7 10,5	+2¾
Preiselbeeren		Lactosefrei		
Pringles® Original		Lactosefrei		
Pringles® Salt & Vinegar		Lactosefrei		
Pringles® Sour Cream & Onion		Lactosefrei		

Stichworttabelle	Standardmenge	Einheit/Gesamtmenge/Info	0/2/3	
Pringles® Texas BBQ Sauce		Lactosefrei		
Proteinriegel	39¼	Stück (65 g); 2551 g insgesamt	19,5 78,75 >90	+32¾
Puddingpulver, diverse Sorten		Lactosefrei		
Pumpernickel		Lactosefrei		
Putenbrust		Lactosefrei		
Quark	3½	Portion (55 g); 193 g insgesamt	1,75 7 10,5	+2¾
Quinoa		Lactosefrei		
Quitte		Lactosefrei		
Radicchio		Lactosefrei		
Radieschen		Lactosefrei		
Ragout		Lactosefrei		
Rambutan		Lactosefrei		
Ranch Soße		Enthält nur Spuren		
Ratatouille		Enthält nur Spuren		
Räucherfisch, Lachs		Lactosefrei		
Ravioli mit Fleischfüllung		Enthält nur Spuren		

Stichworttabelle	Standardmenge		Einheit/Gesamtmenge/Info	0/2/3	
Ravioli mit Spinat	5½		Portion (250 g); 1375 g insgesamt	2,75 11 16,75	+4½
Red Bull® Energy Drink			Lactosefrei		
Red Bull® Energy Drink Sugarfree			Lactosefrei		
Reibekuchen			Lactosefrei		
Reis			Lactosefrei		
Reisauflauf mit Tomatensoße, Käse und Gemüse	9¾		Portion (244 g); 2379 g insgesamt	4,75 19,75 29,5	+8¼
Reisbrot			Lactosefrei		
Reiskäse, verschieden Geschmacksrichtungen	12		Portion (30 g); 360 g insgesamt	6 24,25 36,25	+10
Reismilch, ungesüßt			Lactosefrei		
Reisnudeln			Lactosefrei		
Reiswaffel			Lactosefrei		
Remouladensoße			Enthält nur Spuren		
Rhabarber			Lactosefrei		
Rhabarberkuchen			Lactosefrei		
Rice Krispies			Lactosefrei		
Ricotta	17½		Portion (55 g); 963 g insgesamt	8,75 35 52,75	+14½

Stichworttabelle	Standardmenge	Einheit/Gesamtmenge/Info	0/2/3	
Riesen®	12¾	Stück (9 g); 115 g insgesamt	6,25 25,5 38,25	+10½
Riesenkürbis		Lactosefrei		
Riesling		Lactosefrei		
Rindersteak		Lactosefrei		
Rind-Nudelsuppe		Lactosefrei		
Rob Roy		Lactosefrei		
Rockstar Original®		Lactosefrei		
Rockstar Original® Zero Sugar		Lactosefrei		
Roggenbrot		Lactosefrei		
Roggenbrötchen		Lactosefrei		
Roggenmehl		Lactosefrei		
Rollmops		Lactosefrei		
Römersalat		Lactosefrei		
Rompope	¼	Glas (200 ml); 50 ml insgesamt	0 0,75 1,25	+¼
Roquefort	5	Portion (30 g); 150 g insgesamt	2,5 10 15	+4
Rosenkohl		Lactosefrei		

Stichworttabelle	Standardmenge	Einheit/Gesamtmenge/Info	0/2/3	
Rosinen		Lactosefrei		
Rosinenbrot		Lactosefrei		
Rosinenkeks	23¾	Stück (26 g); 618 g insgesamt	11,75 47,5 71,25	+19¾
Rosmarin		Lactosefrei		
Rote Beete		Lactosefrei		
Rote Beete in Essig		Lactosefrei		
Rote Bohnen-Reissuppe		Lactosefrei		
Rote Grütze		Lactosefrei		
Rote Johannisbeere		Lactosefrei		
Rotkohl		Lactosefrei		
Rotweinessig		Lactosefrei		
Rucola Salat		Lactosefrei		
Rührei Bacon	2¼	Portion (110 g); 248 g insgesamt	1 4,5 6,75	+1¾
Rum		Lactosefrei		
Rum und Cola		Lactosefrei		
Rusty Nail		Lactosefrei		

Stichworttabelle	Standardmenge	Einheit/Gesamtmenge/Info	0/2/3	
Sahne, 11 % Fett	2¼	Portion (30 g); 68 g insgesamt	1 4,5 6,75	+1¾
Sahne, 20 % Fett	5¼	Portion (15 g); 79 g insgesamt	2,5 10,75 16,25	+4½
Sahnehähnchen	½	Portion (241 g); 121 g insgesamt	0,25 1 1,5	+¼
Sahnekäse	3	Portion (30 g); 90 g insgesamt	1,5 6 9,25	+2½
Sake		Lactosefrei		
Salami		Lactosefrei		
Salsa		Lactosefrei		
Salsa Dip		Lactosefrei		
Salzstangen		Lactosefrei		
Sambuca		Lactosefrei		
Sandwicheis	1¼	Stück (72 g); 90 g insgesamt	0,5 2,75 4	+1
Sandwichkäse	4½	Portion (30 g); 135 g insgesamt	2,25 9,25 13,75	+3¾
Sandwichsoße		Enthält nur Spuren		
Sangria		Lactosefrei		
Sapodilla		Lactosefrei		
Sauce Hollandaise	5	Esslöffel (15 g); 75 g insgesamt	2,5 10,25 15,25	+4¼

Stichworttabelle	Standardmenge	Einheit/Gesamtmenge/Info	0/2/3	
Sauerbraten		Lactosefrei		
Sauerkirschen		Lactosefrei		
Sauerkraut		Lactosefrei		
Sauerteigbrot		Lactosefrei		
Saure Fruchtgummis		Lactosefrei		
Saure Fruchtgummis, zuckerfrei		Lactosefrei		
Saure Gurken		Lactosefrei		
Saure Sahne	3¼	Portion (30 g); 98 g insgesamt	1,5 6,75 10,25	+2¾
Saure Sahne, fettreduziert	3¼	Portion (30 g); 98 g insgesamt	1,5 6,75 10,25	+2¾
Schalotte		Lactosefrei		
Schaumwaffel		Lactosefrei		
Schinken, Rind		Lactosefrei		
Schlehen-Gin		Lactosefrei		
Schnaps		Lactosefrei		
Schnittlauch		Lactosefrei		
Schnitzel		Lactosefrei		

Stichworttabelle	Standardmenge	Einheit/Gesamtmenge/Info	0/2/3	
Schoko Krispies (Kellogg's®)		Lactosefrei		
Schoko-Brownie, fettfrei	3	Stück (44 g); 132 g insgesamt	1,5 6 9	+2½
Schokoladeneis	1	Portion (65 g); 65 g insgesamt	0,5 2,25 3,5	+1
Schokoladeneis, zuckerfrei	11½	Teelöffel (5 g); 58 g insgesamt	5,75 23,25 34,75	+9½
Schokoladenkeks, glasiert		Lactosefrei		
Schokoladenkuchen		Lactosefrei		
Schokoladenkuchen, glasiert		Lactosefrei		
Schokoladenpudding	¾	Stück (200 g); 150 g insgesamt	0,25 1,75 2,5	+½
Schokoladenpudding zuckerfrei	89¼	Esslöffel (15 g); 1339 g insgesamt	44,5 >90 >90	+74¼
Schokoladensorbet		Enthält nur Spuren		
Schokoladensoße		Lactosefrei		
Schokoladentoffeekeks	52¼	Stück (14,5 g); 758 g insgesamt	26 >90 >90	+43½
Schokorosinen	2¾	Hand (30 g); 83 g insgesamt	1,25 5,75 8,5	+2¼
Schwarze Johannisbeere		Lactosefrei		
Schwarzer Tee, stark		Lactosefrei		
Schweineohr (Gebäck)	4¼	Stück (59 g); 251 g insgesamt	2 8,5 13	+3½

Stichworttabelle	Standardmenge	Einheit/Gesamtmenge/Info	0/2/3	
Schweizer Käse		Enthält nur Spuren		
Schweizer Käse, salzreduziert		Enthält nur Spuren		
Schweppes® Bitter Lemon®		Lactosefrei		
Scotch und Soda		Lactosefrei		
Screwdriver		Lactosefrei		
Seabreeze		Lactosefrei		
Seetang		Lactosefrei		
Selleriecremesuppe	¾	Portion (245 g); 184 g insgesamt	0,25 1,5 2,25	+½
Sellerieknolle gekocht		Lactosefrei		
Semmelknödel	1¾	Portion (55 g); 96 g insgesamt	0,75 3,75 5,5	+1½
Senf, Dijon		Lactosefrei		
Senfkohl (ähnelt Mangold)		Lactosefrei		
Sesamhähnchen		Lactosefrei		
Sesamstangen		Lactosefrei		
Shiitake, Asiapilz		Lactosefrei		
Shortbread	18½	Stück (11,34 g); 210 g insgesamt	9,25 37,25 56	+15½

Stichworttabelle	Standardmenge	Einheit/Gesamtmenge/Info	0/2/3	
Shortbread, zuckerfrei		Lactosefrei		
Singapore Sling		Lactosefrei		
Sirupkeks		Lactosefrei		
Sloe Gin Fizz		Lactosefrei		
Smacks (Kellogg's®)		Lactosefrei		
Smarties®		Lactosefrei		
Snickers®	1½	Stück (58,7 g); 88 g insgesamt	0,75 3 4,75	+1¼
Sojabohnen, gekocht		Lactosefrei		
Sojabrot	3½	Scheibe (42 g); 147 g insgesamt	1,75 7,25 11	+3
Sojachips	5¼	Hand (21 g); 110 g insgesamt	2,5 10,5 16	+4¼
Sojakäse, verschieden Geschmacksrichtungen	9	Portion (30 g); 270 g insgesamt	4,5 18,25 27,25	+7½
Sojamilch, künstlich gesüßt		Lactosefrei		
Sojamilch, Schokolade mit Zucker		Lactosefrei		
Sojamilch, Vanillegeschmack mit Zucker gesüßt		Lactosefrei		
Sojaöl		Lactosefrei		
Sojasoße		Lactosefrei		

Stichworttabelle	Standardmenge	Einheit/Gesamtmenge/Info	0/2/3	
Sojasprossen, gekocht		Lactosefrei		
Sonnenblumenkerne		Lactosefrei		
Sonnenblumenöl		Lactosefrei		
Sonnenblumenölmargarine	30	Portion (14,19 g); 426 g insgesamt	15 60,25 >90	+25
Soufflé, Fleisch	1¼	Portion (110 g); 138 g insgesamt	0,5 2,5 3,75	+1
Southern Comfort		Lactosefrei		
Spaghetti Carbonara	13½	Portion (201 g); 2714 g insgesamt	6,75 27 40,5	+11¼
Spaghettikürbis		Lactosefrei		
Spare Rips Rind		Lactosefrei		
Spargel		Lactosefrei		
Spargelcremesuppe	¾	Portion (245 g); 184 g insgesamt	0,25 1,5 2,25	+½
Spätzle	5¼	Portion (140 g); 735 g insgesamt	2,5 10,5 15,75	+4¼
Special K® Black Berry (Kellogg's®)		Lactosefrei		
Special K® Original cereal (Kellogg's®)	13	Portion (30 g); 390 g insgesamt	6,5 26,25 39,25	+10¾
Special K® Red Fruit (Kellogg's®)		Lactosefrei		
Special K® Zimt Walnuss (Kellogg's®)		Lactosefrei		

Stichworttabelle	Standardmenge	Einheit/Gesamtmenge/Info	0/2/3	
Spinat, gekocht		Lactosefrei		
Spinatcremesuppenmix		Lactosefrei		
Spinatlasagne	1¼	Portion (140 g); 175 g insgesamt	0,5 2,5 4	+1
Sprite Zero®		Lactosefrei		
Sprite®		Lactosefrei		
Spritzer		Lactosefrei		
Sprudelwasser		Lactosefrei		
Sprühsahne	9¾	Portion (5 g); 49 g insgesamt	4,75 19,5 29,5	+8
Sprühsahne mit Schokolade	9¾	Portion (5 g); 49 g insgesamt	4,75 19,5 29,5	+8
Sprühsahne, fettfrei	9¾	Portion (5 g); 49 g insgesamt	4,75 19,5 29,5	+8
Stachelanone		Lactosefrei		
Stachelbeere		Lactosefrei		
Stangenbohnen		Lactosefrei		
Starbucks® Bottled Vanilla Frappuccino®	½	Tasse (150 ml); 75 ml insgesamt	0,25 1,25 1,75	+½
Starbucks® Caramel Hot Chocolate	¼	Tasse (150 ml); 38 ml insgesamt	0 0,5 1	+¼
Starbucks® Frappuccino®	½	Tasse (150 ml); 75 ml insgesamt	0,25 1,25 2	+½

Stichworttabelle	Standardmenge		Einheit/Gesamtmenge/Info	0/2/3	
Starbucks® Frappuccino® light	½		Tasse (150 ml); 75 ml insgesamt	0,25 1,25 2	+½
Starbucks® Premium Hot Chocolate	¼		Tasse (150 ml); 38 ml insgesamt	0 0,5 1	+¼
Starburst®			Lactosefrei		
Steckrübe			Lactosefrei		
Sternfrucht			Lactosefrei		
Streusel	68¼		Portion (19,56 g); 1335 g insgesamt	34 >90 >90	+57
Subway® BBQ Rip Sandwich mit Weißbrot und Gemüse, 15 cm	12½		Stück (233 g); 2913 g insgesamt	6,25 25 37,75	+10½
Subway® BBQ-Soße			Enthält nur Spuren		
Subway® Cheese-Oregano Brot, 15 cm			Enthält nur Spuren		
Subway® Chicken Teriyaki Sandwich mit Weißbrot und Gemüse, 15 cm	12½		Stück (276 g); 3450 g insgesamt	6,25 25,25 37,75	+10½
Subway® Chipotle Southwest Soße	7¼		Portion (30 g); 218 g insgesamt	3,5 14,5 21,75	+6
Subway® Cookie Chocolate Chip	6¾		Stück (45 g); 304 g insgesamt	3,25 13,5 20,5	+5½
Subway® Cookie Chocolate Chip mit Rainbow Candy	6¾		Stück (45 g); 304 g insgesamt	3,25 13,5 20,5	+5½
Subway® Cookie Double Chocolate Chip	6¾		Stück (45 g); 304 g insgesamt	3,25 13,5 20,5	+5½
Subway® Cookie White Chip Macadamia Nut	6¾		Stück (45 g); 304 g insgesamt	3,25 13,5 20,5	+5½

Stichworttabelle	Standardmenge	Einheit/Gesamtmenge/Info	0/2/3	
Subway® Essig und Öl		Lactosefrei		
Subway® Extra Bacon		Lactosefrei		
Subway® Ham Sandwich mit Weißbrot und Gemüse, 15 cm	12½	Stück (219 g); 2738 g insgesamt	6,25 25,25 38	+10½
Subway® Honey Mustard Soße		Lactosefrei		
Subway® Honey Oat Brot, 15 cm	¾	Stück (89 g); 67 g insgesamt	0,25 1,5 2,25	+½
Subway® Italian BMT Sandwich mit Weißbrot und Gemüse, 15 cm	12½	Stück (226 g); 2825 g insgesamt	6,25 25,25 37,75	+10½
Subway® Monterey Cheddar Käse	43¼	Portion (30 g); 1298 g insgesamt	21,5 86,75 >90	+36
Subway® Mustard		Lactosefrei		
Subway® Roasted Chicken Breast Sandwich mit Weißbrot und Gemüse, 15 cm	12½	Stück (233 g); 2913 g insgesamt	6,25 25 37,75	+10½
Subway® Roggen Vollkornbrot, 15 cm		Lactosefrei		
Subway® Schmelzkäse	4½	Portion (30 g); 135 g insgesamt	2,25 9,25 13,75	+3¾
Subway® Spicy Italian Sandwich mit Weißbrot und Gemüse, 15 cm	12½	Stück (222 g); 2775 g insgesamt	6,25 25,25 37,75	+10½
Subway® Steak & Cheese Sandwich mit Weißbrot und Gemüse, 15 cm		Enthält nur Spuren		
Subway® Sweet Onion Dressing		Lactosefrei		

Stichworttabelle	Standardmenge	Einheit/Gesamtmenge/Info	0/2/3	
Subway® Tuna Sandwich mit Weißbrot und Gemüse, 15 cm	12½	Stück (233 g); 2913 g insgesamt	6,25 25 37,75	+10½
Subway® Turkey & Ham Sandwich mit Weißbrot und Gemüse, 15 cm	12½	Stück (219 g); 2738 g insgesamt	6,25 25,25 38	+10½
Subway® Turkey Sandwich mit Weißbrot und Gemüse, 15 cm	12½	Stück (219 g); 2738 g insgesamt	6,25 25,25 38	+10½
Subway® VEGGIE DELITE® mit Weißbrot und Gemüse, 15 cm	12½	Stück (162 g); 2025 g insgesamt	6,25 25,25 38	+10½
Subway® VEGGIE DELITE® Salat ohne Dressing	34¼	Portion (100 g); 3425 g insgesamt	17 68,75 >90	+28½
Subway® Wrap ohne Füllung		Lactosefrei		
Suppenbasis		Lactosefrei		
Sushi		Lactosefrei		
Sushi mit Fisch		Lactosefrei		
Sushi mit Fisch und Gemüse im Algenmantel		Lactosefrei		
Süßkartoffel		Lactosefrei		
Süßkartoffelbrot		Enthält nur Spuren		
Süßkirschen		Lactosefrei		
Süß-sauer Soße		Lactosefrei		

Stichworttabelle	Standardmenge	Einheit/Gesamtmenge/Info	0/2/3	
Süßstoff (Splenda®)		Lactosefrei		
Süßstoff (Zsweet®)		Lactosefrei		
Tabasco® Soße		Lactosefrei		
Taco mit Bohnen und Käse		Enthält nur Spuren		+77½
Tahini		Lactosefrei		
Tempeh		Lactosefrei		
Tequila		Lactosefrei		
Tequila Sunrise		Lactosefrei		
Thousand Island Dressing Kraft®		Lactosefrei		
Thunfisch aus der Dose mit Öl		Lactosefrei		
Thunfischaufstrich	5½	Portion (85 g); 468 g insgesamt	2,75 11,25 17	+4½
Thymian		Lactosefrei		
Tic Tacs®		Lactosefrei		
Tilsiter	5¼	Portion (30 g); 158 g insgesamt	2,5 10,5 15,75	+4¼
Tintenfischringe		Enthält nur Spuren		
Tiramisu	2½	Portion (55 g); 138 g insgesamt	1,25 5 7,5	+2

Stichworttabelle	Standardmenge	Einheit/Gesamtmenge/Info	0/2/3	
Toast mit Zimt und Zucker, Weizenbrot	49½	Scheibe (42 g); 2079 g insgesamt	24,75 >90 >90	+41¼
Toastbrot	62½	Scheibe (42 g); 2625 g insgesamt	31,25 >90 >90	+52
Toblerone® Dunkel	7¼	Stück (25 g); 181 g insgesamt	3,5 14,5 21,75	+6
Toblerone® Milch	1½	Stück (25 g); 38 g insgesamt	0,75 3 4,5	+1¼
Toblerone® Weiß	1	Stück (25 g); 25 g insgesamt	0,5 2,25 3,5	+1
Toffifee®	7½	Stück (8,2 g); 62 g insgesamt	3,75 15,25 23	+6¼
Tofu		Lactosefrei		
Tokajer		Lactosefrei		
Tom Collins		Lactosefrei		
Tomate, gelb		Lactosefrei		
Tomate, grün		Lactosefrei		
Tomaten, sonnengetrocknet in Öl		Lactosefrei		
Tomatenchutney		Lactosefrei		
Tomatencremesuppe Trockenmix	¼	Portion (34,66 g); 9 g insgesamt	0 0,5 0,75	+0,24
Tomatenpesto		Enthält nur Spuren		
Tomatensaft		Lactosefrei		

Stichworttabelle	Standardmenge	Einheit/Gesamtmenge/Info	0/2/3	
Tomatensoße		Lactosefrei		
Tonic Water		Lactosefrei		
Tonic Water, Slimline		Lactosefrei		
Topinambur		Lactosefrei		
Toppas (Kellogg's®)		Lactosefrei		
Trauben		Lactosefrei		
Traubensaft		Lactosefrei		
Triple Sec		Lactosefrei		
Trüffelpralinen	2½	Stück (16,2 g); 41 g insgesamt	1,25 5 7,75	+2
Tsatsikisoße	4½	Portion (30 g); 135 g insgesamt	2,25 9,25 14	+3¾
Twix®	2	Stück (51 g); 102 g insgesamt	1 4,25 6,5	+1¾
Unverarbeiteter Fisch und Seefrüchte		Lactosefrei		
Vanilla Coke®		Lactosefrei		
Vanilleeis, lactosefrei	4	Portion (65 g); 260 g insgesamt	2 8,25 12,5	+3¼
Vanilleeis, zuckerfrei	3¼	Esslöffel (15 g); 49 g insgesamt	1,5 6,5 9,75	+2½
Vanillemilchshake Slim-Fast®	2½	Glas (200 ml); 500 ml insgesamt	1,25 5 7,75	+2

Stichworttabelle	Standardmenge	Einheit/Gesamtmenge/Info	0/2/3	
Vanillesoße		Enthält nur Spuren		
Vegetarische Nudeln mit Auberginen	5	Portion (200 g); 1000 g insgesamt	2,5 10 15	+4
Vegetarische Suppe		Lactosefrei		
Vietnamesische Nudelsuppe		Lactosefrei		
Vodka		Lactosefrei		
Vollkornbrot		Lactosefrei		
Vollmilch	¼	Glas (200 ml); 50 ml insgesamt	0 0,5 0,75	+0,24
Wachsbohnen		Lactosefrei		
Wachsflaschenkürbis		Lactosefrei		
Waffeln, aus Weizen, Milch, Fett und Eiern	1	Stück (95 g); 95 g insgesamt	0,5 2,25 3,5	+¾
Waffeln, aus Weizenkleie	¾	Stück (95 g); 71 g insgesamt	0,25 1,75 2,75	+¾
Walnüsse		Lactosefrei		
Walnusseis	½	Portion (106 g); 53 g insgesamt	0,25 1,25 1,75	+½
Walnussöl		Lactosefrei		
Wasser, still		Lactosefrei		
Wassereis		Lactosefrei		

Stichworttabelle	Standardmenge	Einheit/Gesamtmenge/Info	0/2/3	
Wassereis aus Saft		Lactosefrei		
Wassereis, zuckerfrei		Lactosefrei		
Wassermelone		Lactosefrei		
Weetabix®		Lactosefrei		
Wein, alkoholfrei		Lactosefrei		
Wein, rosé		Lactosefrei		
Wein, Silvaner		Lactosefrei		
Weingummi		Lactosefrei		
Weingummi Dinosaurier		Lactosefrei		
Weingummi Dinosaurier zuckerfrei		Lactosefrei		
Weißbrot		Enthält nur Spuren		
Weiße Rübe		Lactosefrei		
Weiße Schokolade	2½	Stück (12 g); 30 g insgesamt	1,25 5 7,5	+2
Weiße Soße	4	Esslöffel (15 g); 60 g insgesamt	2 8 12	+3¼
Weißer Tee, stark		Lactosefrei		
Weißer Zucker		Lactosefrei		

Stichworttabelle	Standardmenge	Einheit/Gesamtmenge/Info	VS 0/2/3	
Weißkohl		Lactosefrei		
Weizen Tortilla, frittiert		Lactosefrei		
Weizenbrot, gefärbt		Lactosefrei		
Weizenbrötchen		Lactosefrei		
Weizenkeks	45¾	Stück (13 g); 595 g insgesamt	22,75 >90 >90	+38
Weizenkeks, zuckerfrei		Lactosefrei		
Weizenkleie		Lactosefrei		
Weizenmehl, Vollkorn		Lactosefrei		
Weizenmehl, weiß		Lactosefrei		
Weizenvollkornbrot		Lactosefrei		
Werther's Original®	17¾	Stück (4 g); 71 g insgesamt	8,75 35,75 53,75	+14¾
Wheaties® (General Mills)		Lactosefrei		
Whisky		Lactosefrei		
Whisky sour		Lactosefrei		
White Russian	1½	Glas (200 ml); 300 ml insgesamt	0,75 3,25 4,75	+1¼
Wirsing		Lactosefrei		

Stichworttabelle	Standardmenge	Einheit/Gesamtmenge/Info	0/2/3	
Wrap (Taco Bell®)	4¼	Stück (245 g); 1041 g insgesamt	2 8,75 13,25	+3½
Wurzelbier		Lactosefrei		
Ziegenkäse	4½	Portion (30 g); 135 g insgesamt	2,25 9 13,75	+3¾
Zimtkeks		Lactosefrei		
Zimtschnecke glasiert	9	Stück (44 g); 396 g insgesamt	4,5 18 27,25	+7½
Zimttaschen		Lactosefrei		
Zitrone		Lactosefrei		
Zitronenbuttersoße		Enthält nur Spuren		
Zitronenkeks		Lactosefrei		
Zitronensaft		Lactosefrei		
Zitronenschale		Lactosefrei		
Zucchini		Lactosefrei		
Zucht-Champignon		Lactosefrei		
Zuckerhalsband		Lactosefrei		
Zuckerkeks, glasiert zuckerfrei		Enthält nur Spuren		
Zuckerkeks, weich gebacken		Enthält nur Spuren		

Stichworttabelle	Standardmenge	Einheit/Gesamtmenge/Info	0/2/3	
Zuckermais		Lactosefrei		
Zuckermelone		Lactosefrei		
Zuckerschoten		Lactosefrei		
Zwieback		Lactosefrei		
Zwiebel		Lactosefrei		
Zwiebelringe		Lactosefrei		

Glossar

Begriff	Bedeutung
EFSA	"European Food Safety Authority" - Europäische Lebensmittelaufsichtsbehörde.
Enzyme	Enzyme sind Proteine, welche Nahrungsbestandteile umwandeln. Körpereigene Enzyme werden auf Basis der eigenen DNA gebildet. Werden zu wenige gebildet, kann bspw. der Ablesevorgang von der DNA, durch den das Enzym gebildet wird, oder die Meldekette, welche vermittelt dass Enzyme benötigt werden, um den Zucker abzubauen, gestört sein. Durch die Enzyme wird bspw. Lactose vom Körper abgebaut und zur Energieversorgung genutzt. Da Fructose ein Einfachzucker und Sorbit ein Zuckeralkohol ist, handelt es sich genau genommen bei diesen genau genommen um Transportmechanismen (GLUT 2 & 5). Die Anzahl der Transportmitarbeiter (Enzyme) ist von Mensch zu Mensch verschieden. Bei einem Überschreiten der eigenen Kapazität zum Abbau der verzehrten Fructose, Lactose oder Zuckeralkohle, gelangen diese in den Darm. Dort sind sie Auslöser der verschiedenen Symptome, welche am Anfang des Buches beschrieben werden.
FDA	"Food and Drug Administration" - Amerikanische Lebensmittelaufsichtsbehörde.
Fructane	Besonders in Getreide vorkommende leicht vergärbare Kohlenhydrate.
Fructose	Einfachzucker, der besonders in Früchten enthalten ist. Fructose und Glucose sind die Bausteine von Saccharose, dem Haushaltszucker.
Galactane	In Bohnen, Erbsen, Kohl und Linsen vorkommende leicht vergärbare Kohlenhydrate.
Klötze	Bildliche Darstellung der Kohlenhydrate, die im Darm leicht vergären: Zucker (Fructose, Fructane, Galactane und Lactose) und Zuckeralkohole (Sorbit).

Begriff	Bedeutung
Lactose	Mehrfachzucker, der in Milch enthalten ist, weshalb er von allen Kindern bis 4 Jahren vertragen wird. Auch bei einer Intoleranz wird etwas davon vertragen.
Mahlzeit	Ausgegangen wird hierbei von drei Hauptmahlzeiten am Tag, welche in etwa um 7 Uhr, 13 Uhr und 19 Uhr, also mit jeweils etwa sechs Stunden Abstand, stattfinden. Dies dient dazu, eine Überlastung Ihrer körpereigenen Enzyme zu vermeiden. Die Portionsgrößen in den Lebensmitteln beruhen auf dieser Mahlzeitdefinition.
NCC	Nutrition Coordination Center der University of Minnesota.
Reizdarm	Definition dieses Buches: Ein Reizdarm reagiert empfindlicher auf Verdauungsstörungen als dies normalerweise der Fall ist. Diese Verdauungsstörungen werden häufig durch in den Enddarm gelangte leicht vergärbare Kohlenhydrate verursacht.
Sorbit	Zuckeralkohol mit hemmender Wirkung auf den körpereigenen Abbau von Fructose, da beide von den gleichen „Transportmitarbeitern" werden, Sorbit jedoch bevorzugt wird.
SVS (Standardverträglichkeitsstufe)	Diese Stufe trifft für Sie zu, sofern Sie keinen Stufentest gemacht haben. In der Lebensmitteltabelle beziehen sich die groß geschriebenen Mengenangaben hierauf. Wenn Sie bei einer Mahlzeit jeweils weniger als die SVS Menge eines Lebensmittels essen, bleiben Sie wahrscheinlich von den Intoleranzsymptomen verschont. Bitte beachten Sie, dass wenn Sie die maximale (S)VS Menge eines Lebensmittels bei einer Mahlzeit verzehren, Sie bei dieser keine anderen Lebensmittel essen können, die den jeweiligen Problemklotz enthalten. Um zwei Lebensmittel zu kombinieren, müssen Sie die Portionen entsprechend anpassen, z. B. indem Sie sie für beide Lebensmittel halbieren.
SVSn	Standardverträglichkeitsstufen.

Begriff	Bedeutung
VS (Verträglichkeitsstufe	Bei der Angabe der verträglichen Menge je Mahlzeit in den Ernährungstabellen wird nach Ihrer individuellen Empfindlichkeit unterschieden. Die verträgliche Menge in groß bezieht sich auf die Standardverträglichkeitsstufe (SVS). Abgesehen davon gibt es drei weitere Stufen, für weniger empfindliche Betroffene. Die Portionen sind entsprechend größer, je höher Ihre VS ist. Die für Sie zutreffende VS bestimmen Sie mithilfe des Stufentests, siehe Kapitel 0.
VSn	Verträglichkeitsstufen.
Zuckeralkohole	Diese kommen in manchen Früchten wie z. B. Äpfeln vor. Außerdem sind sie in manchen Diabetiker-, Diät-, und Lightprodukten sowie Kaugummis und Mintpastillen enthalten. Stevia ist frei davon. Zu der Gruppe der Zuckeralkohole zählen neben Sorbit(ol), Xylitol, Mannit, Maltitol, Isomalt, Lactit, Erythrit, Inosit und Pinitol.

LITERATURVERZEICHNIS

Ali, M., Rellos, P., & Cox, T. M. (1998). Heriditary Fructose intolerance. *Journal of Medical Genetics*, 35(5), 353-365.

Barrett, J. S., Gearry, R. B., Muir, J. G., Irving, P. M., Rose, R., Rosella, O., ... & Gibson, P. R. (2010). Dietary poorly absorbed, short-chain carbohydrates increase delivery of water and fermentable substrates to the proximal colon. *Alimentary Pharmacology & Therapeutics*, 31(8), 874-882.

Balasubramanya, N. N., Sarwar, & Narayanan, K. M. (1993). Effect of stage of lactation on oligosaccharides level in milk. *Indian Journal of Dairy & Biosciences*, 4, 58-60. Abstract Retrieved from http://www.cabdirect.com (Record Number 19950401205)

Belitz, H.-D., Grosch, W., & Schieberle, P. (2008). *Lehrbuch der Lebensmittelchemie* (6th ed.). Berlin Heidelberg: Springer.

Berekoven, L., Eckert, W., Ellenrieder, P. (2009). Marktforschung: *Methodische Grundlagen und praktische Anwendung* (12th ed.). Wiesbaden: Gabler.

Biesiekierski, J. R., Rosella, O., Rose, R., Liels, K., Barrett, J. S., Shepherd, S. J., ... & Muir, J. G. (2011). Quantification of fructans, galactooligosacharides and other short-chain carbohydrates in processed grains and cereals. *Journal of Human Nutrition and Dietetics*, 24(2), 154-176.

Binnendijk, K. H., & Rijkers, G. T. (2013). What is a health benefit? an evaluation of EFSA opinions on health benefits with reference to probiotics. *Beneficial Microbes*, 4(3), 223-230.

Blumenthal, M. (1998). *The Complete German Commission E Monographs; Therapeutic Guide to Herbal Medicine.* Boston, MA: Integrative Medicine Communications.

Boehm, G., & Stahl, B. (2007). Oligosaccharides from milk. *The Journal of Nutrition*, 137(3), 847S-849S.

Bowden, P. (2011). *Telling It Like It Is.* Paul Bowden.

Briançon, S., Boini, S., Bertrais, S., Guillemin, F., Galan, P., & Hercberg, S. (2011). Long-term antioxidant supplementation has no effect on health-related quality of life: The randomized, double-blind, placebo-controlled, primary prevention SU.VI.MAX trial. *International Journal of Epidemiology*, 40(6), 1605-1616.

Campbell, J. M., Fahey, G. C., & Wolf, B. W. (1997). Selected indigestible oligosaccharides affect large bowel mass, cecal and fecal short-chain fatty acids, pH and microflora in rats. *The Journal of Nutrition*, 127(1), 130-136.

Chi, W. J., Chang, Y. K., & Hong, S. K. (2012). Agar degradation by microorganisms and agar-degrading enzymes. *Applied Microbiology and Biotechnology*, 94(4), 917-930.

Choi, Y. K; Johlin Jr., F. C.; Summers, R.W., Jackson, M., & Rao, S. S. C. (2003). Fructose intolerance: an under-recognized problem. *The American Journal of Gastroenterology*, 98(6) 2003, S. 1348-1353.

CIAA (n. d.). *CIAA agreed reference values for GDAs* [Table]. Retrieved from http://gda.fooddrinkeurope.eu/asp2/gdas_portions_rationale.asp?doc_id=127.

Connor, W. E. (2000). Importance of n− 3 fatty acids in health and disease. *The American journal of clinical nutrition, 71*(1), 171S-175S.

Coraggio, L. (1990). *Deleterious Effects of Intermittent Interruptions on the Task Performance of Knowledge Workers: A Laboratory Investigation* (Doctoral Dissertation). Retrieved from http://arizona.openrepository.com.

Corazza, G. R., Strocchi, A., Rossi, R., Sirola, D., & Fasbarrini, G. (1988). Sorbit malabsorption in normal volunteers and in patients with celiac disease. *Gut*, 29(1), 44-48.

Cummings, J. H. (1981). Short chain fatty acids in the human colon. *Gut*, 22(9), 763-779.

Cummings, J. H., & Macfarlane, G. T. (1997). Role of intestinal bacteria in nutrient metabolism. *Journal of Parental and Enteral Nutrition*, 21(6), 357-365.

DGE (2013). Vollwertig essen und trinken nach den 10 Regeln der DGE. 9th Edition, Bonn.

Diamond, J. (2005). *Collapse – How Societies Choose to Fail or to Survive.* New York: Viking Penguin.

Donker, G. A., Foets, M., & Spreeuwenberg, P. (1999). Patients with irritable bowel syndrome: health status and use of healthcare services. *British Journal of General Practice*, 49(447), 787-792.

Drossman, D. A., Li, Z., Andruzzi, E., Temple, R. D., Talley, N. J., Thompson, W. G. ...Corazziari, E. et al., (1993). US householder survey of functional gastrointestinal disorders: prevalence, sociodemography, and health impact. *Digestive Diseases and Sciences*, 38(9), 1569-1580.

Dukas, L., Willett, W. C., & Giovannucci, E. L. (2003). Association between physical activity, fiber intake, and other lifestyle variables and constipation in a study of women. *The American Journal of Gastroenterology*, 98(8), 1790-1796.

EFSA (2007). Opinion of the Scientific Panel on Dietetic Products, Nutrition and Allergies on a request from the Commission related to a notification from EPA on lactitol pursuant to Article 6, paragraph 11 of Directive 2000/13/EC-for permanent exemption from labeling. *The EFSA Journal*, 5(10), 565-570.

EFSA (2012a). Scientific Opinion on Dietary Reference Values for protein. *The EFSA Journal*, 10(2), 2557-2622.

EFSA (2012b). Scientific Opinion on the substantiation of health claims related to Lactobacillus casei DG CNCM I-1572 and decreasing potentially pathogenic gastro-intestinal microorganisms (ID 2949, 3061, further assessment) pursuant to Article 13(1) of Regulation (EC) No 1924/2006. *The EFSA Journal*, 10(6), 2723-2637.

EFSA (2012c). Scientific opinion on the tolerable upper intake level of eicosapentaenoic acid (epa), docosahexaenoic acid (dha) and docosapentaenoic acid (dpa). *The EFSA Journal*, 10(7), 2815-2862.

EFSA (2013). Scientific Opinion on the substantiation of a health claim related to Bimuno® GOS and reducing gastro-intestinal discomfort pursuant to Article 13(5) of Regulation (EC) No 1924/2006. *The EFSA Journal*, 11(6), 3259-3268.

Eisenführ, F., Weber, M., & Langer, T. (2010): *Rational Decision Making*, Heidelberg, Berlin: Springer.

Erdman, K., Tunnicliffe, J., Lun, V. M., & Reimer, R. A. (2013). Eating Patterns and Composition of Meals and Snacks in Elite Canadian Athletes. *International Journal Of Sport Nutrition & Exercise Metabolism*, 23(3), 210-219.

Falony, G., Verschaeren, A. De Bruycker, F., De Preter, V., Verbecke, F. L., & De Vuyst L. (2009b). In vitro kinetics of prebiotic inulin-type fructan fermentation by butyrate-producing colon bacteria: implementation of online gas chromatography for quantitative analysis of carbon dioxide and hydrogen gas production. *Applied Environmental Microbiology*, 75(18), 5884-5892.

FAO (2008). Fats and fatty acids in human nutrition. *FAO Food and Nutrition Paper*, 91, 9-20.

Farquhar, P. H., & Keller, L. R. (1989). Preference intensity measurement. *Annals of Operations Research*, 19(1), 205-217.

Farshchi, H. R., Taylor, M. A., & Macdonald, I. A. (2004). Regular meal frequency creates more appropriate insulin sensitivity and lipid profiles compared with irregular meal frequency in healthy lean women. *European Journal of Clinical Nutrition*, 58(7), 1071-1077.

Fass, R., Fullerton, S., Naliboff, B., Hirsh, T., & Mayer, E. A. (1998). Sexual dysfunction in patients with irritable bowel syndrom and non-ulcer dyspepsia. *Digestion*, 59(1), 79-85.

Fernández-Bañares, F., Esteve-Pardo, M., de Leon, R., Humbert, P., Cabré, E., Llovet, J. M., & Gassull, M. A. (1993). Sugar malabsorption in functional bowel disease: clinical implications. *American Journal of Gastroenterology*, 88(12), 2044-2050.

Fox, K. (2013). N. t.. In Wells, V., Wyness, L., & Coe, S. (Eds.). The British Nutrition Foundation's 45th Anniversary Conference: Behaviour change in relation to healthier lifestyles. *Nutrition Bulletin,* 38(1), 100-107.

Gaby, A. R. (2005). Adverse effects of dietary Fructose. *Alternative medicine review,* 10(4).

Gay-Crosier, F., Schreiber, G., & Hauser, C. (2000). Anaphylaxis from inulin in vegetables and processed food. *The New England Journal of Medicine,* 342(18), 1372.

German, J., Freeman, S., Lebrilla, C., & Mills, D. (2008). Human milk oligosaccharides: evolution, structures and bioselectivity as substrates for intestinal bacteria, *Nestlé Nutrition Workshop, Pediatric Program,* 62, 205-222.

Gibson, P. R., Newnham, E., Barrett, J. S., Shepherd, S. J., & Muir, J. G. (2007). Review article: Fructose malabsorption and the bigger picture. *Alimentary pharmacology & therapeutics,* 25(4), 349-363.

Gibson, P. R., & Shepherd, S. J. (2010). Evidence-based dietary management of functional gastrointestinal symptoms: the fodmap approach. Journal of *Gastroenterology and Hepatology,* 25(2), 252-258.

Gilbert, P. (2013). N. t.. In Wells, V., Wyness, L., & Coe, S. (Eds.). The British Nutrition Foundation's 45th Anniversary Conference: Behaviour change in relation to healthier lifestyles. *Nutrition Bulletin,* 38(1), 100-107.

Goldstein, R., Braverman, D., & Stankiewicz, H. (2000). Carbohydrate malabsorption and the effect of dietary restriction on symptoms of irritable bowel syndrome and functional bowel complaints. *Israel Medical Association Journal,* 2(8), 583-587.

Gralnek, I. M., Hays, R. D., Kilbourne, A., Naliboff, B., & Mayer, E. A. (2000). The impact of irritable bowel syndrome on health-related quality of life. *Gastroenterology,* 119(3), 654-660.

Hahn, B. A., Kirchdoerfer, L. J., Fullerton, S., & Mayer, S. (1997). Patient perceived severity of irritable bowel syndrome in relation to symptoms, health resource utilization and quality of life. *Alimentary Pharmacology and Therapeutics,* 11(3), 553-559.

Hawthorne, B., Lambert, S., Scott, D., & Scott, B. (1991). Food intolerance and the irritable bowel syndrome. *Journal of Human Nutrition and Dietetics,* 4(1), 19–23.

Hawking, S. (n. d.). Publications. Retrieved from http://www.hawking.org.uk/publications.html.

Hillson, M. (2013). N. t.. In Wells, V., Wyness, L., & Coe, S. (Eds.). The British Nutrition Foundation's 45th Anniversary Conference: Behaviour change in relation to healthier lifestyles. *Nutrition Bulletin,* 38(1), 100-107.

Hoekstra, J. H., van Kempen, A. A. M. W., & Kneepkens, C. M. F. (1993). Apple juice malabsorption: Fructose or Sorbit?. *Journal of Pediatric Gastroenterology and Nutrition,* 16(1), 39-42.

Huether, G. (Lecturer). (2014). Interview mit Prof. Dr. Gerald Hüther zu Angst & Berufung. Retrieved from http://www.coach-your-self.tv/Startseite/TV/InterviewmitProfDrH%C3%BCtherzu
AngstBerufung/tabid/1341/Default.aspx

Hyams, J. S. (1983). Sorbit intolerance: an unappreciated cause of functional gastrointestinal complaints. *Gastroenterology,* 84(1)1, 30-33.

Hyams, J. S., Etienne, N. L., Leichtner, A. M., & Theuer, R. C. (1988). Carbohydrate Malabsorption Following Fruit Juice Ingestion in Young Children. *Pediatrics,* 82(1), 64-68.

Jensen, R. G., Blanc, B., & Patton, S. (1995). Particulate Constituents in Human and Bovine Milks. In Jensen, R. G. (Ed.), *Handbook of Milk Composition* (pp. 51-62). San Diego: Academic Press.

Kennedy, E. (2004). Dietary diversity, diet quality, and body weight regulation. *Nutrition reviews,* 62(s2), S78-S81.

Kneepkens, C. M. F., Vonk, R. J., & Fernandes, J. (1984). Incomplete intestinal absorption of Fructose. *Archives of Disease in Childhood,* 59(8), 735-738.

Kneepkens, C. M. F., Jakobs, C., & Douwes, A. C. (1989): Apple juice, Fructose, and chronic nonspecific diarrhoea. *Pediatrics,* 148(6), 571-573.

Knudsen, B. K., & Hessov, I. (1995). Recovery of inulin from Jerusalem artichoke (Helianthus tuberosus L.) in the small intestine of man. *British Journal of Nutrition,* 74(01), 101-113.

Komericki, P., Akkilic-Materna, M., Strimitzer, T., Weyermair, K., Hammer, H. F., & Aberer, W. (2012). Oral xylose isomerase decreases breath hydrogen excretion and improves gastrointestinal symptoms in Fructose malabsorption – a double-blind, placebo-controlled study. *Alimentary Pharmacology & Therapeutics,* 36(10), 980-987.

Kuhn, R., & Gauhe, A. (1965). Bestimmung der Bindungsstelle von Sialinsäureresten in Oligosacchariden mit Hilfe von Perjodat. *Chemische Berichte,* 98(2), 395-314.

Ladas, S. D., Grammenos, I., Tassios, P. S., & Raptis, S. A. (2000). Coincidental malabsorption of Lactose, Fructose, and Sorbit ingested at low doses is not common in normal adults. *Digestive Diseases and Sciences,* 45(12), 2357-2362.

Langkilde, A. M., Andersson, H., Schweizer, T. F., & Würsch, P. (1994). Digestion and absorption of Sorbit, maltitol and isomalt from the small bowel. A study in ileostomy subjects. *European Journal of Clinical Nutrition,* 48(11), 768-775.

Latulippe, M. E., & Skoog, S. M. (2011). Fructose malabsorption and intolerance: effects of Fructose with and without simultaneous glucose ingestion. *Critical Reviews in Food Science and Nutrition,* 51(7), 583-592.

Le, A. S., & Mulderrig, K. B. (2001). *Sorbit and mannitol.* Nabors, O'B. (Ed.). New York, NY: Marcel Dekker.

Ledochowski, M., Widner, B., Sperner-Unterweger, B., Probst, T., Vogel, W., & Fuchs, D. (2000). Carbohydrate malabsobtion syndromes and early signs of mental depression in females. *Digestive Diseases and Sciences,* 45(12), 1255-1259. [Anm. d. Verf.: Die Studie ist für Männer nicht aussagekräftig, da die Stichprobengröße zu klein ist.]

Ledochowski, M., Sperner-Unterweger, B., Widner, B., & Fuchs, D. (1998a). Fructose malabsorption is associated with early signs of mentral depression. *European Journal of Medical Research,* 3(6), 295-298.

Ledochowski, M., Sperner-Unterweger, B., & Fuchs, D. (1998b). Lactose malabsorption is associated with early signs of mental depression in females – a preliminary report. *Digestive Diseases and Sciences,* 43(11), 2513-2517.

Ledochowski, M., Überall, F., Propst, T., & Fuchs, D. (1999). Fructose malabsorption is associated with lower plasma folic acid concentrations in middle-aged subjects. *Clinical Chemistry,* 45(11), 2013-2014.

Ledochowski, M., Widner, B., Bair, H., Probst, T., & Fuchs, D. (2000a). Fructose-and Sorbit-reduced diet improves mood and gastrointestinal disturbances in Fructose malabsorbers. *Scandinavian Journal of Gastroenterology,* 35(10), 1048-1052.

Ledochowski, M., Widner, B., Sperner-Unterweger, B., Probst, T., Vogel, W., & Fuchs, D. (2000b). Carbohydrate malabsobtion syndromes and early signs of mental depression in females. *Digestive Diseases and Sciences,* 45(12), 1255-1259. [Anm. d. Verf.: Die Studie ist für Männer nicht aussagekräftig, da die Stichprobengröße zu klein ist.]

Leinoel (n. d.). *Leinöl(Leinsamen).* Retrieved from http://www.vitalstoff-journal.de/vitalstoff-lexikon/l/leinoel-leinsamen/

Lewis, S. J., & Heaton, K. W. (1997). Stool form scale as a useful guide to intestinal transit time. *Scandinavian Journal of Gastroenterology,* 32(9), 920-924.

Lifschitz, C. H. (2000). Carbohydrate absorption from fruit juices in infants. *Pediatrics,* 105(1), e4.

Lombardi, D. A., Jin, K., Courtney, T. K., Arlinghaus, A., Folkard, S., Liang, Y., & Perry, M. J. (2014). The effects of rest breaks, work shift start time, and sleep on the onset of severe injury among workers in the People's Republic of China. *Scandinavian Journal of Work, Environment & Health,* 40(2), 146-155.

Lomer, M. C. E., Parkes, G. C., & Sanderson, J. D. (2008). Review article: Lactose intolerance in clinical practice – myths and realities. *Alimentary Pharmacology & Therapeutics,* 27(2), 93-103.

Longstreth, G. F., Thompson, W. G., Chey, W. D., Houghton, L. A., Mearin, F., & Spiller, R. C. (2006). Functional bowel disorders. *Gastroenterology,* 130(5), 1480-1491.

Maintz, L., & Novak, N. (2007). Histamine and histamine intolerance. *The American Journal of Clinical Nutrition,* 85(5), 1185-1196.

Makras, L., Van Acker, G., & De Vuyst, L. (2005). Lactobacillus paracasei subsp. paracasei 8700: 2 degrades inulin-type fructans exhibiting different degrees of polymerization. *Applied and Environmental Microbiology,* 71(11), 6531-6537.

McCoubrey, H., Parkes, G. C., Sanderson, J. D., & Lomer, M. C. E. (2008). Nutritional intakes in irritable bowel syndrome. *Journal of Human Nutrition and Dietetics,* 21(4), 396-397.

McKenzie, Y. A., Alder, A., Anderson, W. Goddard, L, Gulia, P., Jankovich, E. ...Lomer, M. C. E. (2012). British Dietic Association evidence-based guidelines for the dietary management of irritable bowel syndrome in adults. *Journal of Human Nutrition and Dietics,* 25(3), 260-274.

Meyrand, M., Dallas, D. C., Caillat, H., Bouvier, F., Martin, P., & Barile, D. (2013). Comparison of milk oligosaccharides between goats with and without the genetic ability to synthesize αs1-casein. *Small Ruminant Research,* 113(2), 411-420.

Michel, G., Nyval-Collen, P., Barbeyron, T., Czjzek, M., & Helbert, W. (2006). Bioconversion of red seaweed galactans: a focus on bacterial agarases and carrageenases. *Applied Microbiology and Biotechnology,* 71(1), 23-33.

Michie, S. (2013). N. t.. In Wells, V., Wyness, L., & Coe, S. (Eds.). The British Nutrition Foundation's 45th Anniversary Conference: Behaviour change in relation to healthier lifestyles. *Nutrition Bulletin,* 38(1), 100-107.

Mishkin, D., Sablauskas, L., Yalovsky, M., & Mishkin, S. (1997). Fructose and Sorbit malabsorption in ambulatory patients with functional dyspepsia: comparison with Lactose maldigestion/malabsorption. *Digestive Diseases and Sciences,* 42(12), 2591-2598.

Monash University (2014). The Monash University Low Foodmap Diet [Software]. Available from http://www.med.monash.edu/cecs/gastro/fodmap/education.html

Montalto, M., Curigliano, V., Santoro, L., Vastola, M., Cammarota, G., Manna, R., ... & Gasbarrini, G. (2006). Management and treatment of Lactose malabsorption. *World Journal of Gastroenterology*, 12(2), 187.

Molis, C., Flourié, B., Ouarne, F., Gailing, M. F., Lartigue, S., Guibert, A., Bornet, F., & Galmiche, F. P. (1996). Digestion, excretion, and energy value of fructooligosaccharides in healthy humans.*The American Society for Clinical Nutrition*, 64(3), 324-328.

Mosby's Medical Dictionary (8th ed.). St. Louis, MO: Mosby.

Moshfegh, A. J., James, E. F., Goldman, J. P., & Ahuja, J. L. C. (1999). Presence of inulin and oligoFructose in the diets of Americans. *The Journal of Nutrition*, 129(7), 1407S-1411S.

Mount Sinai (n. d.). *Fiber Chart*. Retrieved from https://www.wehealny.org/healthinfo/dietaryfiber/fibercontentchart.html.

Mozaffarian, D., & Wu, J. H. (2011). Omega-3 fatty acids and cardiovascular disease effects on risk factors, molecular pathways, and clinical events. *Journal of the American College of Cardiology*, 58(20), 2047-2067.

Muir, J. G., Shepherd, S. J., Rosella, O., Rose, R., Barrett, J. S., & Gibson, P. R. (2007). Fructan and free Fructose content of common Australian vegetables and fruit. *Journal of Agricultural and Food Chemistry*, 55(16), 6619-6627.

Muir, J. G., Rose, R., Rosella, O., Liels, K., Barrett, J. S., Shepherd, S. J., & Gibson, P. R. (2009). Measurement of short-chain carbohydrates in common Australian vegetables and fruits by high-performance liquid chromatography (HPLC). *Journal of Agricultural and Food Chemistry*, 57(2), 554-565.

Nanda, R., James, R., Smith, H., Dudley, C. R. K., & Jewell, D. P. (1989). Food intolerance and the irritable bowel syndrome. *Gut*, 30(8), 1099-1104.

Necas, J., Bartosikova, L. (2013). Carageenan: a review. *Veterinarni Medicina*, 58(4), 187-205.

Nelis, G. F., Vermeeren, M. A., & Jansen, W. (1990). Role of Fructose-Sorbit malabsorbtion in the irritable bowel syndrome. *Gastroenterology*, 99(4), 10156-1020.

Newburg, D. S. & Neubauer, S. H. (1995). Carbohydrates in Milks: Analysis, Quantities, and Significance. In Jensen, R. G. (Ed.), *Handbook of Milk Composition* (pp. 273-349). San Diego: Academic Press.

NICNAS (2008). Multiple chemical sensitivity: identifying key research needs. *Scientific review report*.

Nucera, G., Gabrielli, M., Lupascu, A., Lauritano, E. C., Santoliquido, A., Cremonini, F., ...Gasbarrini, A. (2005). Abnormal breath tests to Lactose, Fructose and Sorbit in irritable bowel syndrome may be explained by small intestinal bacterial overgrowth. *Alimentary Pharmacology & Therapeutics,* 21(11), 1391-1395.

O'Connell, S., & Walsh, G. (2006). Physicochemical characteristics of commercial lactases relevant to their application in the alleviation of Lactose intolerance. *Applied Biochemistry and Biotechnology,* 134(2), 179-191.

Ong, D., Mitchell, S., Barrett, J., Shepherd, S., Irving, P., Biesiekierski, J., & ... Muir, J. (2010). Manipulation of dietary short chain carbohydrates alters the pattern of gas production and genesis of symptoms in irritable bowel syndrome. *Journal of Gastroenterology & Hepatology,* 25(8), 1366-1373.

Park, Y. K., & Yetley, E. A. (1993). Intakes and food sources of Fructose in the United States. *The American Journal of Clinical Nutrition,* 58(5), 737S-747S.

Parker, T. J., Naylor, S. J., Riordan, A. M., & Hunter, J. O. (1995). Management of patients with food intolerance in irritable

bowel syndrome. The development and use of an exclusion diet. *Journal of Human Nutrition and Dietetics,* 8(3), 159-166.

Petitpierre, M., Gumowski, P., & Girard, J. P. (1985). Irritable bowel syndrome and hypersensitivity to food. *Annals of Allergy, Asthma & Immunology,* 54(6), 538-540.

Quigley, E., Fried, M., Gwee, K. A., Olano, C., Guarner, F., Khalif, I., ... & Le Mair, A. W. (2009). Irritable bowel syndrome: a global perspective. *WGO Practice Guideline.*

Quigley, E., M., M., Hunt, R. H., Emmanuel, A., & Hungin, A. P. S. (2013). Irritable Bowel Syndrome (IBS): What is it, what causes it and can I do anything about it? Retrieved from http://client.blueskybroadcast.com/WGO/index.html.

Raithel, M., Weidenhiller, M., Hagel, A.-F.-K., Hetterich, U., Neurath, M. F., & Konturek, P. C. (2013). The malabsorption of commonly occurring mono and disaccharides: levels of investigation and differential diagnoses. *Dtsch Arztebl Int,* 110(46), 775-782.

Riby, J. E., Fujisawa, T., & Kretchmer, N. (1993). Fructose absorption. *The American Journal of Clinical Nutrition,* 58(5), 748S-753S.

Ross, A. C., Manson, J. E., Abrams, S. A., Aloia, J. F., Brannon, P. M., Clinton, S. K., ... & Shapses, S. A. (2011). The 2011 report on dietary reference intakes for calcium and vitamin D from the Institute of Medicine: what clinicians need to know. *Journal of Clinical Endocrinology & Metabolism,* 96(1), 53-58.

Rumessen, J. J., & Gudmand-Høyer, E. (1986). Absorption capacity of Fructose in healthy adults. Comparison with sucrose and its constituent monosaccharides. *Gut*, 27(10), 1161-1168.

Rumessen, J. J., & Gudmand-Høyer, E. (1987). Malabsoption of Fructose-Sorbit mixtures. Interactions causing abdominal distress. *Scandinavian Journal of Gastroenterology*, 22(4), 431-436.

Rumessen, J. J. (1992). Fructose and related food carbohydrates. sources, intake, absorbtion, and clinical implications. *Scandinavian Journal of Gastroenterology*, 27(10), 819-828.

Ruppin, H., Bar-Meir, S., Soergel, K. H., Wood, C. M., & Schmitt Jr, M. G. (1980). Absorption of short-chain fatty acids by the colon. *Gastroenterology*, 78(6), 1500-1507.

Rycroft, C. E., Jones, M. R., Gibson, G. R., & Rastall, R. A. (2001). A comparative in vitro evaluation of the fermentation properties of prebiotic oligosaccharides. *Journal of Applied Microbiology*, 91(5), 878-887.

Scientific Community on Food (2000). Opinion of the Scientific Committee on Food on the Tolerable Upper Intake Level of Folate.

Sharma, M., & Rush, S. E. (2014). Mindfulness-based stress reduction as a stress management intervention for healthy individuals a systematic review. *Journal of Evidence-Based Complementary & Alternative Medicine*, 19(4), 271-286.

Shepherd, S. J., & Gibson, P. R. (2006). Fructose malabsorption and symptoms of irritable bowel syndrome: guidelines for effective dietary management. *Journal of the American Dietetic Association*, 106(10), 1631-1639.

Shepherd, S. J., Parker, F. C., Muir, J. G., & Gibson, P. R. (2008). Dietary triggers of abdominal symptoms in patients with irritable bowel syndrome: randomized placebo-controlled evidence. *Clinical Gastroenterology and Hepatology*, 6(7), 765-771.

Silk, D. B. A., Davis, A., Vulevic, J., Tzortzis, G., & Gibson, G. R. (2009). Clinical trial: the effects of a trans-galactooligosaccharide prebiotic on faecal microbiota and symptoms in irritable bowel syndrome. *Alimentary pharmacology & therapeutics*, 29(5), 508-518.

Simopoulos, A. P. (1999). Essential fatty acids in health and chronic disease. *The American Journal of Clinical Nutrition*, 70(3), 560s-569s.

Speier, C., Vessey, I., & Valacich, J. S. (2003). The Effects of Interruptions, Task Complexity, and Information Presentation on Computer-Supported Decision-Making Performance. *Decision Sciences*, 34(4), 771-797.

Stefanini, G. F., Saggioro, A., Alvisi, V., Angelini, G., Capurso, L., Di, L. G., ...Melzi, G. (1995). Oral cromolyn sodium in comparison with elimination diet in the irritable bowel syndrome, diarrheic type. Multicenter study of 428 patients. *Scandinavian Journal of Gastroenterology*, 30(6), 535–541.

Stockwell, M. (n. d.). *Awards/Events*. Retrieved from www.melissastockwell .com/Melissa_Stockwell/Awards.html.

Stubbs, J. N. t.. In Wells, V., Wyness, L., & Coe, S. (Eds.) (2013). The British Nutrition Foundation's 45th Anniversary Conference: Behaviour change in relation to healthier lifestyles. *Nutrition Bulletin*, 38(1), 100-107.

Suarez, F. L., Savaiano, D. A., & Levitt, M. D. (1995). A comparison of symptoms after the consumption of milk or Lactose-hydrolyzed milk by people with self-reported severe Lactose intolerance. *New England Journal of Medicine*, 333(1), 1-4.

Suarez, F. L., Springfield, J., Furne, J. K., Lohrmann, T. T., Kerr, P. S., & Levitt, M. D. (1999). Gas production in humans ingesting a soybean flour derived from beans naturally low in oligosaccharides. *The American Journal of Clinical Nutrition*, 69(1), 135-139.

Tarpila, S., Tarpila, A., Grohn, P., Silvennoinen, T., & Lindberg, L. (2004). Efficacy of ground flaxseed on constipation in patients with irritable bowel syndrome. *Current Topics in Nutraceutical Research*, 2(2), 119–125.

Test (2008). Schneller, schöner, stärker. *test – Journal Gesundheit*, 43(02), 88-92.

Teuri, U., Vapaatalo, H., & Korpela, R. (1999). Fructooligosaccharides and lactulose cause more symptoms in Lactose maldigesters and subjects with pseudohypolactasia than in control Lactose digesters. *The American Journal of Clinical Nutrition*, 69(5), 973-979.

Thompson, K. (2006). Bristol Stool Chart [Graphical illustration]. Retrieved from http://commons.wikimedia.org/wiki/File:Bristol_Stool_Chart.png

Nanda, R., Shu, L. H., & Thomas, J. R. (2012). A fodmap diet update: craze or credible. *Practical Gastroenterology*, 10(12), 37-46.

Toschke, A. M., Thorsteinsdottir, K. H., & von Kries, R. (2009). Meal frequency, breakfast consumption and childhood obesity. *International Journal Of Pediatric Obesity*, 4(4), 242-248.

Tou, J. C., Chen, J., & Thompson, L. U. (1998). Flaxseed and its lignan precursor, secoisolariciresinol diglycoside, affect pregnancy outcome and reproductive development in rats. *The Journal of nutrition*, 128(11), 1861-1868.

Truswell, A. S., Seach, J. M., & Thorburn, A. W. (1988). Incomplete absorption of pure Fructose in healthy subjects and the facilitating effect of glucose. *The American Journal of Clinical Nutrition*, 48(6), 1424-1430.

U. S. Department of Agriculture and U. S. Department of Health and Human Services (2010). *Dietary Guidelines for Americans* (7th ed.). Washington, DC: U. S. Government Printing Office.

U. S. Department of Agriculture, Agricultural Research Service (2013). USDA National Nutrient Database for Standard Reference, Release 26. Nutrient Data Laboratory HomePage, http://www.ars.usda.gov/ba/bhnrc/ndl.

Van Loo, J., Coussement, P., De Leenheer, L., Hoebregs, H., & Smits, G. (1995). On the presence of inulin and oligoFructose as natural ingredients in the western diet. *Critical Reviews in Food Science and Nutrition,* 35(6), 525–552.

Varea, V., de Carpi, J. M., Puig, C., Alda, J. A., Camacho, E., Ormazabal, A., ... & Gómez, L. (2005). Malabsorption of carbohydrates and depression in children and adolescents. *Journal of pediatric gastroenterology and nutrition,* 40(5), 561-565.

Verhoef, P., Stampfer, M. J., Buring, J. F., Gaziano, J. M., Allen, R. H., Stabler, S. P., ... & Willett, W. C. (1996). Homocysteine metabolism and risk of myocardial infarction: relation with vitamins B6, B12, and folate. *American Journal of Epidemiology,* 143(9), 845-859.

Vernia, P., Ricciardi, M. R., Frandina, C., Bilotta, T., & Frieri, G. (1995). Lactose malabsorption and irritable bowel syndrome. Effect of a long-term Lactose-free diet. *The Italian Journal of Gastroenterology,* 27(3), 117-121.

Vesa, T. H., Korpela, R. A., & Sahi, T. (1996). Tolerance to small amounts of Lactose in Lactose maldigesters. *The American journal of clinical nutrition,* 64(2), 197-20.

Virtanen, S. M., Räsänen, L., Mäenpää, J., & Åkerblom, H. K. (1987). Dietary Survey of Finnish Adolescent Diabetics and Non-Diabetic Controls. *Acta Paediatrica,* 76(5), 801-808.

Vos, M. B., Kimmons, J. E., Gillespie, C., Welsh, J., & Blanck, H. M. (2008). Dietary Fructose consumption among US children and adults: the Third National Health and Nutrition Examination Survey. *The Medscape Journal of Medicine,* 10(7), 160.

Watson, B. D. (2008). Public health and carrageenan regulation : a review and analysis. *Journal of Applied Phycology,* 20(5), 505-513.

Webb, F. S., & Whitney, E. N. (2008). *Nutrition: Concepts and controversies* (11th ed.). Belmont, CA: Thomson/ Wadsworth.

Wells, N. E. J., Hahn, B. A., & Whorwell, P. J. (1997). Clinical economics review: irritable bowel syndrome. *Allimentary Pharmacology and Therapeutics,* 11, 1019-1030.

—

Quellen zum Vorkommen des Reizdarmsyndroms:
England

Jones, R., & Lydeard, S. (1992). Irritable bowel syndrom in the general population. *British Medical Journal,* 304(6819), 87-90.

Niederlande und Japan

Schlemper, R. J., van der Werf, S. D. J., Vandenbroucke, J. P., Blemond, I., & Lamers, C. B. H. W. (1993). Peptic ulcer, non-ulcer dysepsia and irritable bowel syndrom in the Netherlands and Japan. *Scandinavian Journal of Gastroenterology,* 28(200), 33-41.

Nigeria

Olubuykle, I. O., Olawuyl, F., & Fasanmade, A. A. (1995). A study of irritable bowel syndrom diagnosed by manning criteria in an african population. *Digestive Diseases and Sciences,* 40(5), 983-985.

USA

Longstreth, G. F., & Wolde-Tsadik, G. (1993). Irritable bowel-type symptoms in hmo examinees. *Digestive Diseases and Sciences,* 38(9), 1581-1589.

Talley, N. J., Zinsmeister, A. R., van Dyke, C., & Melton, L. J. (1991). Epidemiology of colonic symptoms and the irritable bowel syndrome. *Gastroenterology,* 101(4), 927-934.

O'Keefe, E. A., Talley, N. J., Zinsmeister, A. R., & Jacobsen, S. J. (1995). Bowel disorders impair functional status and quality of life in the elerdly: a population-based study. *Journal of Gastroenterology,* 50A, M184-M189.

—

Wilder-Smith, C. H., Materna, A., Wermelinger, C., & Schuler, J. (2013). Fructose and Lactose intolerance and malabsorption testing: the relationship with symptoms in functional gastrointestinal disorders. *Alimentary Pharmacology and Therapeutics,* 37(11), 1074-1083.

Winterfeldt, D. von, & Edwards, W. (1986). *Decision analysis and behavioral research.* Cambridge: Cambridge University Press.

Wittstock, A. (1949). *Marc Aurel – Selbstbetrachtungen.* Stuttgart: Reclam.

Zohar, D. (1999). When things go wrong: The effect of daily work hassles on effort, exertion and negative mood. *Journal of Occupational and Organizational Psychology,* 72(3), 265-283.

Lightning Source UK Ltd.
Milton Keynes UK
UKOW05f1351020915

257956UK00005B/83/P

9 781941 978276